AF569664

Jörg Vogel * Nun bleiben'se mal ganz geschmeidig!

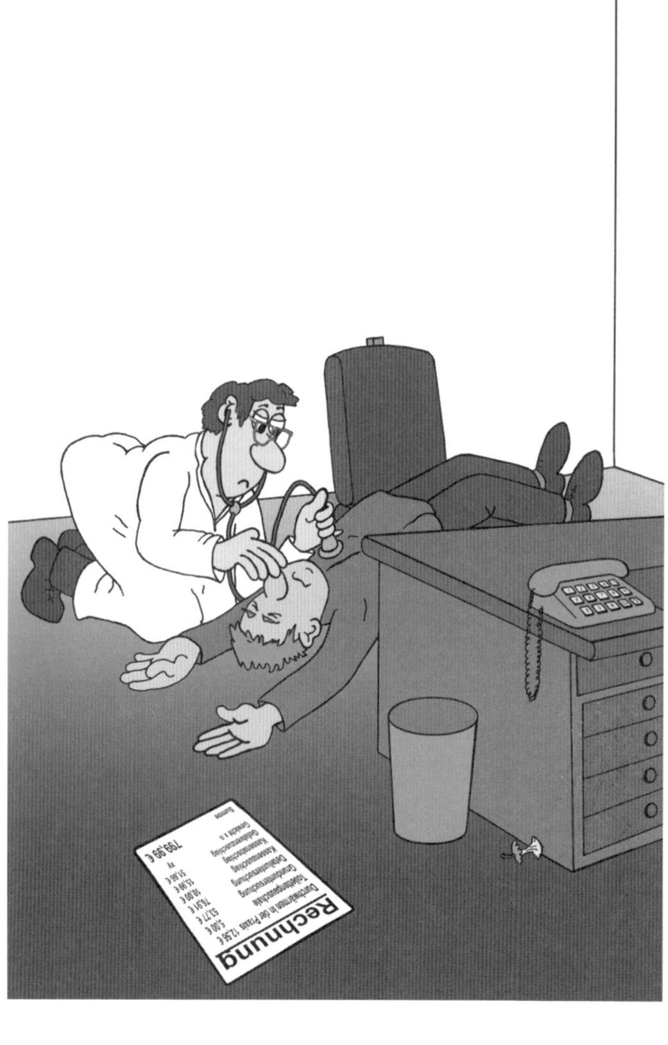
Rechnung
Durchwärmen in der Praxis 12,56 €
Toilettenpauschale 5,00 €
Grunduntersuchung 53,77 €
Detailuntersuchung 76,91 €
Kassenzuschlag 10,00 €
799,99 €

Jörg Vogel

Nun bleiben'se mal ganz geschmeidig!

Ihr Hausarzt als Beruhigungspille

mit Zeichnungen von
Peter Dunsch

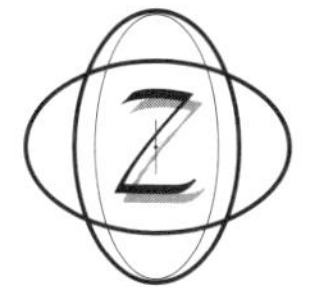

dr. ziethen verlag
Oschersleben

Die Deutsche Bibliothek – CIP-Einheitsaufnahme

Jörg Vogel :
Nun bleiben'se mal ganz geschmeidig. Ihr Hausarzt als Beruhigungspille / Vogel, Jörg. – Oschersleben: Ziethen, 2011
ISBN 978-3-86289-015-6

39387 Oschersleben, Friedrichstraße 15a
fon (03949) 4396, fax (03949) 500 100
e-Mail info@dr-ziethen-verlag.de
www.dr-ziethen-verlag.de
2011

Satz & Layout: dr. ziethen verlag
Umschlaggestaltung: Peter Dunsch
Alle Zeichnungen wurden auf einem WACOM-Tablett gefertigt.
Druck: Halberstädter Druckhaus GmbH
ISBN 978-3-86289-015-6
Gedruckt auf umweltfreundlich chlorfrei gebleichtem Papier.

Vorwort

Als ich neulich meine Tochter rügte, weil sie wieder einmal den Mülleimer nicht hinaus gebracht hatte, sagte sie folgendes zu mir: „Mensch, Papa, nun bleib mal ganz geschmeidig!"

Dieser Satz ging mir fortan nicht mehr aus dem Kopf.

Regen wir Erwachsene uns einfach zuviel auf? Über völlig banale Dinge, die den ganzen Ärger gar nicht wert sind? Bietet so ein ungeleerter Mülleimer nicht auch viele neue Chancen? Ungeahnte Tierarten könnten sich bei uns ansiedeln. Ein Heer von Schimmelpilzen erschafft ihnen dafür einen flauschigen Rasen in schwarz und grau. Nie gekannte Gerüche wecken in uns uralte Erinnerungen an unser einstiges Höhlendasein. So etwas erzeugt Demut. Immerhin ist der Geruchsinn der älteste Sinn des Menschen.

Nein, meine Tochter hat wahrscheinlich Recht. Wir sehen alles viel zu verbissen. Bluthochdruck, Schlafstörungen und überlaufende Magensäure sind die Quittung dafür.

Nehmen wir uns an der Jugend ein Beispiel! Es lebe der Mülleimer!

In diesem, meinem zweiten Buch gehen wir wieder auf Tour durch den ganz alltäglichen Wahnsinn des deutschen Gesundheitswesens. Viele aktuelle Erkenntnisse haben dabei Pate gestanden. Zum Beispiel, dass die Deutschen im Schnitt achtzehn Mal pro Jahr einen Arzt aufsuchen („... ich doch nicht, Herr Doktor ..."), dass eine Gesundheitsministerin von ihrem eigenen Dienstwagen überrollt werden kann und dass Volkskrankheiten im Gegensatz zu Volksvertretern zwar nicht wählbar sind, dafür aber manchmal sogar ganz nützlich sein können.

So mancher wird sich auch in diesem Buch wiedererkennen. Ich selbst habe mich darin auch wiedergefunden, mit und ohne weißen Kittel. Aber natürlich gilt auch dieses Mal:

Bitte nicht alles sooo ernst nehmen! Denn Satire lebt von der Übertreibung.
Und egal was passiert: Nun bleiben'se mal ganz geschmeidig!

Herzlichst Ihr

Dr. Jörg Vogel

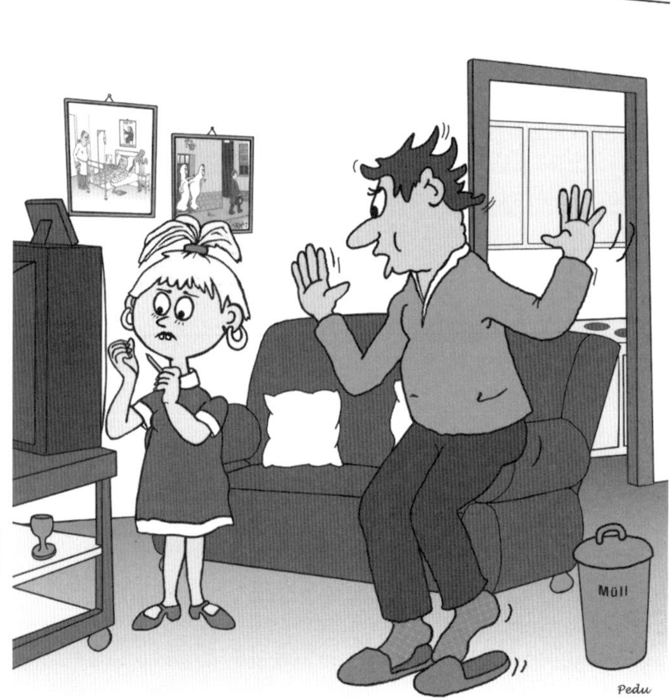

Arzt oder Postbeamter – das Montagmorgen-Syndrom

Am Montag ist in unserer Praxis stets Großkampftag. Wie überall bei Deutschlands Ärzten. Kranke und Verletzte strömen zuhauf zum Doktor, egal ob eine Grippewelle im Umlauf ist oder nicht.

Zu Zeiten der „Vogel-Grippe" war es übrigens bei mir besonders voll, weil manche mich für den großen Entdecker hielten, nach dem die Krankheit benannt wurde. Erst als unsere Politiker dann die nächste Seuche namens „Schweinegrippe" aus dem Ärmel zauberten, wurde den Leuten klar, dass die vergangene Grippe nichts mit Doktor Vogel, wohl aber mit Vögeln zu tun hatte …, wie auch immer.

Warum werden nun so viele Menschen ausgerechnet am Wochenende krank?

Darüber streiten sich die Gelehrten. Einige sagen, dass der Mensch am Sonntag aus seinem gewohnten Alltagsrhythmus herausgerissen wird, was dem Körper gar nicht gut tut. Aber das kann so nicht stimmen, denn dann müsste ja ein Großteil der Leute auch krank in den Urlaub fahren. Denn sie verlassen ja ebenfalls ihren Alltagsablauf. Wenn auch für wesentlich länger als ein Wochenende.

Andere Forscher behaupten, dass viele Menschen krank werden, weil sie den Montagsstress in der Firma fürchten. Ergophobie – die Angst vor der Arbeit. Das könnte stimmen, besonders in Zeiten der Fußballweltmeisterschaft oder wenn Brückentage die Woche grausam zu zerstückeln drohen.

Tatsächlich kommen am Montag aber nur wenige Patienten zu mir, die diese Angst dann auch zugeben. Sie verstecken sie hinter anderen Symptomen.

Die meisten haben die „Rüsselseuche", „Rücken" oder „Magen-Darm". Sind es männliche Angehörige eines handwerklichen Berufes oder Bauingenieure, drücken sie es häufig so aus: „Doktor, ich bin erkältungstechnisch angeschlagen."

Dann frage ich sie in ihrer Sprache: „Sind Sie denn magen-darm-technisch so gut unterfüttert, dass sie einen Tabletteneinwurf tolerieren?"

Wenn diese Patienten wiederkommen, erkenne ich schon am Handschlag, ob es ihnen besser geht. Sie haben dann diesen Bauleiterhändedruck. Das heißt, ihre rechte Hand rast aus etwa einem Meter Entfernung, einen Halbkreis beschreibend, auf meine zu und zermalmt sie genüsslich zu Brei. Für solche Fälle halte ich stets einen Kühlakku bereit …

Vom Ablauf her kommen die stark erkälteten und fiebernden Patienten meist gleich früh um Acht, denn sie haben einen hohen Leidensdruck und wollen rasch Hilfe.

Danach humpelt gegen neun Uhr die Brigade der Wochenendverletzungsopfer herein. Sie brauchten einfach länger.

Im Sommer sind es meist typische Gartenunfälle wie der Sturz von der Leiter beim Obstpflücken, Verheben nach falschem Bierkastentragen oder Leute mit durch Gartenscheren abgetrennten Daumen-Endgliedern.

Im Winter dagegen sind es typische Haushaltsunfälle wie der Sturz vom Küchenstuhl beim Gardinenabhängen (ein typischer Frauenunfall übrigens; Männer würden gar keine Gardinen dran haben, geschweige denn versuchen, diese zu waschen!), Verheben nach falschem Bierkastentragen oder Leute mit durch elektrische Brotmaschinen abgetrennten Daumen-Endgliedern. Und natürlich jahreszeitentypische Sportunfälle wie Inlinescater-Verletzungen im Sommer und Eistanz-Verletzungen im Winter. Nur dass Letzteres nichts mit Sporttreiben zu tun hat, sondern mit ungestreuten Wegen.

Den äußerlich Verletzten folgt dann die gekrümmte Schar der Hexenschuss-Opfer. Diese armen Menschen brauchen meist noch mehr Zeit für den Weg in die Praxis, da sie sich überhaupt nicht mehr bewegen können. Oder deren Zivi sitzt wegen eines Inlinescater-Unfalls beim Chirurgen.

Schließlich erscheinen ab etwa 10.30 Uhr die Jugendlichen, die erst mal ausschlafen mussten, um in Ruhe krank werden zu können. Auch lohnt es sich ab elf Uhr nicht mehr für sie, den Tag noch mit Arbeit zu vergeuden. So fühlt man sich dann als Arzt oftmals wie ein Postbeamter: Die wollen alle nur die „Gelben Seiten“!

Schließlich ist man als fleißiger Doktor gegen Mittag völlig ausgelutscht, nachdem man fünfzig oder mehr Patienten mit all ihren kleinen und großen Wehwehchen behandelt und beraten hat. Wenn dann aber, eigentlich schon nach Sprechstundenschluss, noch eine Frau mit Kehlkopfkatarrh hereingeschneit kommt, erscheint manchmal ein kleines Teufelchen auf meiner Schulter und flüstert mir ins Ohr: „Oh, eine Frau, die nicht reden kann. Wie schön!“

Aber das passiert nur ganz selten. Ehrlich.

Manchmal geschieht auch ein Wunder. Dann sagt ein Patient mitten im größten Montagsstress etwas unglaublich Komisches, so dass man den Rest des Tages immerzu grinsen muss.

So geschehen vor einigen Wochen, als eine richtig dicke Metzgerfrau zu mir kam und eine Tetanusimpfung wollte. Als ich ihr die Spitze gegeben hatte, sagte sie freudestrahlend: „Danke, Herr Doktor. Jetzt kann ich mich endlich wieder in Ruhe schneiden.“

Ich konnte ihr noch zurufen: „Aber wirklich in aller Ruhe …“, dann musste ich zum Ablachen in den Aufenthaltsraum. Den ganzen Montag lang erschien immer wieder dieses Bild vor mir, wie sie sich jetzt zu Hause hinsetzt, ihren dicken Daumen auf ein Wurstbrett legt und sich „in aller Ruhe schneidet“. An so einem Tag flutscht die Arbeit wie von selbst …

Ansonsten denke ich schon manchmal wehmütig an die schöne Studentenzeit zurück, als unser Motto lautete: „Dem Montagsstress kannst du entgehen, vermeide es nur, aufzustehen!“

VIP oder VUP – das ist hier die Frage

In meiner Praxis gibt es viele Dauergäste. Das ist klar, weil 70% meiner Patienten die Lebensmitte überschritten haben. Sie brauchen dann ständig Medikamente, um ihre Körperfunktionen aufrecht zu erhalten. Denn nun haben sie Bluthochdruck, Gicht, Diabetes oder Erektionsstörungen. Oft alles zusammen. Oder sie haben Bandscheibe.

Von der Presse werden diese Leiden gerne als „Volkskrankheiten" bezeichnet. Dabei tut die Vorsilbe „Volks-" einfach allen gut:

- Der Zeitschrift, weil es ein Thema ist, das einfach alle über Fünfzig interessiert.
- Den Patienten, weil sie sich dann nicht so allein fühlen mit ihren gesammelten Krankheiten – schließlich ist geteiltes Leid auch vervielfachtes Leid.
- Und nicht zuletzt den Politikern, die ja auch lieber einer Volks-Partei vorstehen wollen als einem Haufen schafwollpulloverstrickender Grüner oder der Piratenpartei.

„Volks-" klingt einfach gut, nach Masse, nach Kaufkraft und Wir-Gefühl – Volkswagen, Volkslieder, Volksbegehren …

Ich warte schon gespannt darauf, wann es im Fernsehen die volkstümliche Hitparade der Zivilisationskrankheiten geben wird, das „VOLKSKRANKHEITENSTADL".

Vielleicht mit einem dicken Moderator in Lederhosen, der selbst schon alle Symptome auf seiner Seite hat. Der sagt dann Folgendes: „So, liebe, liebe Freinde, verehrtes Publikum an den Bildschirmen, jetzt kommt der Mooshauptner Sepp aus dem schönen Berchtesgadener Land. Der wird uns heute seine neuen Zimtkapseln gegen Diabetes präsentieren. Gel, Sepp, bei eich in Bayern, da ghören Zucker und Zimt scho imma zsamma, woas, ha ha ha?!" Und am nächsten Tag stürmen dann alle Rentner los und verhelfen Mooshauptners Pillen zu Platz Eins der Apothekencharts.

Viele meiner Dauerpatienten wissen über ihre Volkskrankheiten gut Bescheid und kommen bestens vorbereitet zu mir in die Sprechstunde. Ich nenne sie VIPs (Vorbereiteter, informierter Patient). Im Gegensatz dazu gibt es die VUPs (Völlig unvorbereiteter Patient). Das sind meist Rentner mit Nebenjobs, einer Kaninchenzucht oder einem Hund. Die haben einfach keine Zeit, ihre Pillen zu zählen. Und manchmal auch nicht, sie einzunehmen. Oder sie verfüttern sie an den Hund.

Das wichtigste Utensil des VIPs ist das Apothekenblöckchen. Das bekommt man gratis, wenn man immer dieselbe Apotheke aufsucht, also Stammkunde ist. Kleine Geschenke erhalten die Freundschaft – so macht man das in der Wirtschaft. Außer im Bestattungswesen. Dort ist es extrem unwahrscheinlich, dass sich auf diese Art eine dauerhafte Kundenbindung etabliert.

Auf den Seiten dieses Blöckchens hat der VIP all seine Beschwerden notiert, dazu seine Überweisungs- und Medikamentenwünsche. Zückt der Patient nun seine Minikladde und leckt sich vorher den Zeigefinger feucht, dann weiß der erfahrene Doktor: Das kann dauern!

Weil es heut wieder viel umzublättern gibt …

Bei jüngeren VIPs, zum Beispiel manchen Frührentnern, tritt an die Stelle des Apothekenblöckchens oft ein mehrfarbiger Computerausdruck, auf dem Beschwerden, Medikamentenbestand und -bedarf sauber aufgeführt und in bunten Grafiken dargestellt sind. Da fragt man sich dann schon manchmal, ob dieser Mensch nicht doch noch zu einer sinnvollen Arbeit zu gebrauchen wäre.

Der VUP dagegen, der faule Sack, benutzt, wenn überhaupt, Papierfragmente aus dem Abfall für seine Notizen. Was habe ich da schon alles zu sehen bekommen: Abgerissene Zeitungsränder, Kassenzettel aus dem Supermarkt, alte Lottoscheine. Die Krönung war eine abgeweichte Feldpostmarke aus dem letzten Weltkrieg, auf deren Rückseite etwas notiert war.

Meistens haben diese Patienten aber gar nichts mit. Sie sagen dann: „Meine gelben Tabletten sind alle. Und die weißen Kapseln reichen auch nicht mehr ewig."

Was glauben diese Dillmützen eigentlich? Dass ihr Doktor sich von jedem Medikament jeder Firma ein Exemplar verschafft, es aufreißt, um sich die Pille zu begucken? Die Dinger dann vielleicht in einem Schaukasten aufspießt, wie die Insektensammlung aus dem Heimatmuseum? „Gucken Sie mal, Herr Meier, sah die Tablette so aus?"

Auch bei der körperlichen Untersuchung unterscheidet man VIPs und VUPs.

Hier wird der VIP, der Blutdruckprofi unter den Patienten, bereits im kurzärmlichen Pullunder erscheinen, um dem Doktor die Arbeit zu erleichtern.

Der gestandene Diabetiker hat seine häuslich gemessenen Werte in seinem Zuckerbuch dabei. Das sieht manchmal richtig süß aus. Leider. Außerdem hat er ein bis zwei Tage vorgehungert, damit der Kuchen vom vergangenen Wochenende nicht mehr so durchschlägt und der heute beim Doktor gemessene Wert auch wirklich gut ausfällt.

Der Patient mit Gichtanfall brüllt einem schon seine Diagnose entgegen, kaum dass er es humpelnd in die Praxis geschafft hat. Dass er in Hauslatschen kommt, dient übrigens nicht dazu, dem Doktor die Arbeit zu erleichtern. Sein rot geschwollener Huf passt einfach in keinen normalen Schuh mehr hinein. „Scheiß-Grillabend gestern ...!"

Der erektionsschwache Mann indes hat sich sicherheitshalber einen Schnupfen als Eintrittskarte zugelegt, damit er vorn an der Theke der Arzthelferin nicht gleich zu sagen braucht, weshalb er wirklich kommt.

Der VUP mit Bluthochdruck dagegen kommt im gerade noch passenden, langärmeligen Rollkragenpullover oder, falls weiblich, in einer schon sehr eng sitzenden Bluse mit gefühlten zweihundert Knöpfen. Bevor dieses Dingens dann ausgezogen ist, hat der fleißige Hausarzt schon in Sprechzimmer 2 bei drei älteren Herren (in Turnhosen!) dem Krebs vorgesorgt.

Zur letzten Blutentnahme ist der VUP auch nicht erschienen, und Zeit zum Duschen war heute ebenfalls nicht. Dafür haben's die Kaninchen wieder schön sauber und trocken.

Manchmal wird mancher allerdings auch gänzlich ungewollt vom VIP zum VUP.

So habe ich schon Frauen erlebt, die von ihrem Apothekerblöckchen ablasen, dass sie zeitweise unter Bauchschmerzen leiden. Allerdings rechneten sie nicht damit, dass der eifrige Doktor den beklagten Bauch sofort untersuchen möchte. Nun blieb ihnen nichts anderes übrig, als sich unter tausend Entschuldigungen zur Wand zu drehen, sich in den Schritt zu greifen, um den schlankmachenden Body aufzuhaken …

Auch bei der Therapie gibt es Unterschiede.

Der VIP weiß, warum er dauerhaft Medikamente nehmen muss. Denn die Menschen werden ja heute im Durchschnitt nicht älter, weil sie gesünder leben als früher, sondern weil es gelingt, mit Unmengen von Pillen ihre Risikofaktoren auszuschalten. Genießen und Einwerfen – das ist die Devise.

VUPs dagegen vergessen schon mal die Einnahme oder setzen hin und wieder eigenmächtig etwas ab. Manchmal jedoch, meist nach gewissen Fernsehreportagen, lesen sie plötzlich den Beipackzettel ihrer Medikamente und bringen ihn am nächsten Tag gleich mit in die Sprechstunde. Darauf haben sie alles farbig markiert, womit sie ihr Hausarzt vergiften wollte. Sie wurden zum „Angst-VIP".

Vor ihnen sitzt dann der Doktor auf der Anklagebank und diskutiert die Wahrscheinlichkeit, dass genau diese Nebenwirkung bei genau diesem Patienten auftreten wird.

Wenn der Arzt dann aber sagt: „Na gut, dann lassen Sie eben die Medikamente weg und nehmen stattdessen zwanzig Kilo ab …“, sind die Patienten auch nicht zufrieden.

„Gibt’s denn keine Pillen für’s Abnehmen, Herr Doktor??“

Zusammenfassend kann man sagen, dass es immer beides geben wird: VIP und VUP.

Man lebt als Doktor damit. Was man beim VIP an Zeit und Nerven einspart, das legt man beim VUP wieder drauf. Deshalb ist eine Arztsprechstunde immer gleich lang. Meistens sogar gleich länger.

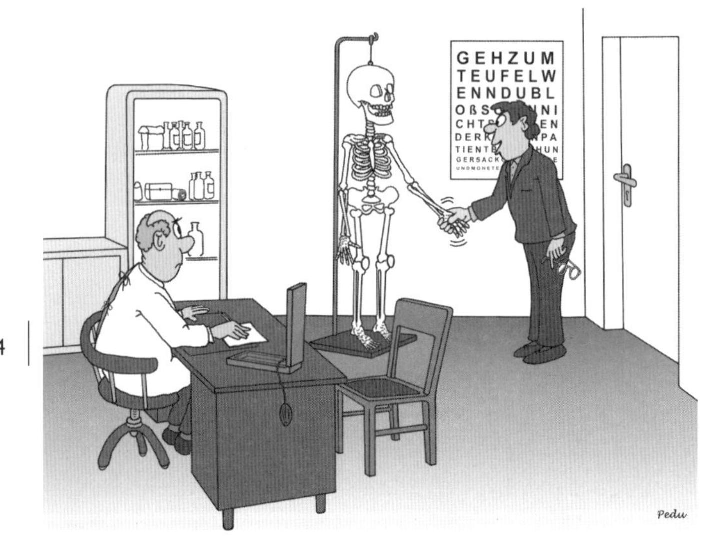

Eingeschifft im Januar – das Trauma Traumschiff

Wenn man als niedergelassener Arzt Urlaub machen will, ist das gar nicht so einfach. Besondere Schwierigkeiten gibt es damit Anfang Januar. Denn dann beginnt nicht nur ein neues Quartal sondern auch ein neues Jahr. Grund für viele Patienten, mal wieder den Arzt zu wechseln. Oder pro Nase vier bis fünf Überweisungen zu holen. Auch um all die guten Vorsätze zu verwirklichen, was Vorsorgeuntersuchungen betrifft. Oder weil man ärztliche Unterstützung braucht beim Loswerden der Festtagsspeckrollen.

Auch sitzt man als Hausarzt prinzipiell *nach* jedem Urlaub auf der Anklagebank, weil hunderte Menschen genau dann krank wurden, als man nicht da war. Wenn das dann noch mitten im grippeträchtigen Winter passiert, entschuldigt man sich intuitiv bei den meisten Patienten schon vorher. Das klingt dann so:

Arzt: „Frau Müller, es tut mir leid, aber ich bin Anfang Januar im Urlaub."

Frau Müller: „Muss das wirklich sein, Herr Doktor? Ich werde bestimmt krank, wenn sie nicht da sind, und ich will nicht zu irgendeiner Vertretung!"

Arzt: „Aber Frau Müller, es ist doch unsere Silberhochzeitsreise ..."

Frau Müller: „Ach so! Na dann ..."

Man sieht, gute Gründe werden von den Patienten durchaus toleriert, und man erhält ihre Erlaubnis. Zumal man ja früher als Student auch gar kein Geld für eine Hochzeitsreise hatte. Geschweige denn eine feste Frau. Da lebte man noch in den Tag hinein nach dem Motto: Lieber immer eine als eine immer!

Nun jedoch, da man die Silberhochzeit geschafft hat (als einer der wenigen!), will niemand dieser heilen Welt im Wege stehen.

Nachdem man also auf diese Weise den Segen aller Patienten eingeholt hat, kann es auch schon losgehen. Aber natürlich muss man allen versprechen, ihnen nachher in einer Sondersprechstunde ausführlich von der Urlaubsreise zu berichten.

Der Jahreswechsel stand vor der Tür. Bald schrieb man das Jahr unserer Silberhochzeit!

Im Fernsehen hatten wir soeben die gefühlte 25.000. Folge des „Traumschiffs“ gesehen. Plötzlich sagte die Frau, mit der ich gefühlte 250 Jahre zusammenlebte: „So etwas möchte ich auch mal machen. Eine Kreuzfahrt durch die Karibik.“

Gesagt (und zwar allen, die uns kannten!) – getan.

Wir flogen über den großen Teich, nur um uns in Miami einzuschiffen. Dort war allerdings von so einem Äppelkahn wie der „Deutschland“ keine Reede. Wir hatten ein italienisches Schiff namens „Costa“ gewählt, weil vor 25 Jahren unser Kaffee so hieß.

Aber schon im Hafen gab es die erste negative Überraschung. Statt im Blitzlichtgewitter der Fotografen die weiße Gangway hinaufzuschreiten („Oh mein Gott! Eines der letzten Silberhochzeitspaare Deutschlands!“), mussten wir uns bei grimmig dreinblickenden US-Zollbeamten anstellen, da wir die USA schon wieder verlassen wollten, kaum dass wir sie betreten hatten. Schneller ist gewöhnlich nur der Mossad ...

Um ihn etwas aufzuheitern, fragte ich einen Uniformierten, wann wir unsere Fingerabdrücke zurückbekämen, die man uns bei der Einreise abgenommen hatte. Zur Strafe musste ich die Schuhe ausziehen. Darin stand „bama“, worauf der Zöllner wissen wollte, an wen ich das „O“ verscherbelt hatte.

Auf dem Schiff wurden wir nicht wie erwartet von einer vollschlanken Chefhostess namens Beatrice begrüßt, sondern erhielten eine Kundenkarte wie im „real“-Supermarkt, damit man uns vermisste, falls wir von oder über Bord gingen.

Kaum waren die Koffer ausgepackt, drängte mich meine Frau, ich solle zum Bordarzt Dr. Schröder gehen und ein Mittel gegen die Seekrankheit holen, nur so für alle Fälle. Aber da so ein Arztbesuch in der Bord-Praxis gleich mal 50 $ kostet, ließ ich es bleiben.

Dann lieber reihern.

Wie gut haben wir es da in Deutschland. Für zehn Euro können wir ein ganzes Quartal lang zum Arzt gehen. Jeden Tag! Ob wir krank sind oder nicht.

Am Abend legte das Schiff ab, und wir beschlossen, Kapitän Paulsen auf der Brücke zu besuchen. Schließlich wollten wir sicher gehen, dass uns kein junger Schnösel durch die Karibik schuckelte, der womöglich einen Eisberg übersah. Seit Merkels Klimawandel kann man gar nicht vorsichtig genug sein.

Aber wegen der latenten Terrorgefahr auf Kreuzfahrtschiffen war das Betreten der Brücke nicht möglich. Stattdessen bot man uns eine Küchenführung an, wo man uns vor allem die Spülstrecke zeigte – ein Hinweis darauf, was mit Passagieren geschieht, deren Kreditkarte nicht gedeckt ist.

Die eigentliche Kreuzfahrt verlief weitgehend undramatisch. Weder traf man eine alte Liebschaft wieder noch begleitete Beatrice uns auf einem Ausflug, bei dem jemand die Klippen herunterstürzt, so wie wir das vom „Traumschiff" her kennen und lieben gelernt haben. Wahrscheinlich weil es gar keine Beatrice an Bord gab.

Die amerikanischen Passagiere aßen ständig irgendwas, und wir lagen ständig irgendwo. Entweder achtern auf einer Sonnenliege oder an einem weißen Karibikstrand. Als ich in der Schiffszeitung las, wie viel Schnee meine Schwiegermutter vor unserem Haus wegräumen musste, schob ich mir auf Barbados gleich mit bloßen Händen ein Kopfkissen aus weißem Sand zusammen, um mein Gewissen zu beruhigen.

Insgesamt herrschte auf der Kreuzfahrt eigentlich tote Hose, außer dass meine Frau bei einer Animation den Hauptpreis gewann – eine Handytasche mit einem Costa-Logo. Allerdings genossen wir es sehr, dass wir allabendlich die ganze Tanzfläche für uns hatten. Denn die Masse der Passagiere befand sich in einem Alter, wo man die stützbestrumpften Beine abends lieber etwas hoch lagert.

Nun erwarteten wir mit Spannung die Ansprache des Kapitäns am letzten Abend vor der mit Wunderkerzen gespickten Eistorte. Vielleicht hatten wir schläfrigen Zipfelmützen aus Deutschland nur all die schicksalhaften Geschichten nicht mitgekriegt, und der Kapitän würde sagen: „Und wieder geht eine Reise zu Ende. Bei einem Besuch unserer Bordboutiquen haben Sie gelernt, dass Geld allein nicht glücklich macht. Gold und Diamanten gehören auch dazu.

Ein Mann gab seiner Frau nach 25 Jahren zum zweiten Mal das Eheversprechen, obwohl sie beim Bingo nur eine Handytasche gewonnen hat.

Eine Kreuzfahrt ist immer viel schöner, wenn keine Fernsehteam an Bord ist. Denn dann stürzt auch niemand die Klippen hinunter.

In diesem Sinne: Fröhliches Schneeschieben in Deutschland! Arrivederci!“

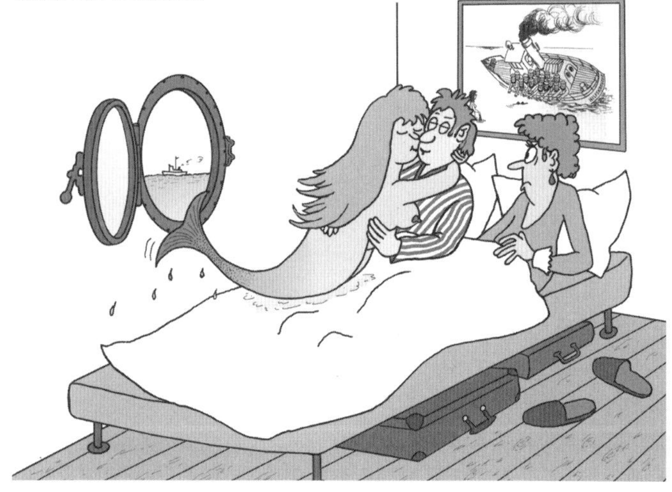

Geht's nicht etwas schneller? – Männer allein beim Arzt

Wenn Männer zum Arzt gehen, dann geschieht das meistens nicht freiwillig. Sie sagen dann so etwas wie: „Heute Nacht hatte ich zwei Stunden lang akute Luftnot. Ich selbst wäre ja deswegen niemals zum Doktor gegangen. Aber meine Frau, die hat mir einfach keine Ruhe gelassen ..."

Das zeigt schon, warum Männer eine geringere Lebenserwartung haben als Frauen. Weil sie hart sein wollen ... Gut, manche kommen auch freiwillig, weil sie nicht mehr hart sind, aber das ist eine andere Geschichte.

Männern fällt es auch schwer, über ihre Beschwerden zu reden. Nicht nur, dass sie es ungern zugeben, wenn etwas nicht funktioniert. Es fehlt ihnen schlicht das Vokabular. Sie können sich oft nur in Floskeln aus ihrer gewohnten Umgebung ausdrücken.

So sagte neulich ein Polizist mir schmerzverzerrtem Gesicht: „Mein Rücken hat wieder zugeschlagen!" Genauso hätte er über einen Banküberfall berichtet: „Die Schlapphutbande hat wieder zugeschlagen!"

Nur lässt sich eben der Rücken nicht so einfach verhaften. Ich sagte ihm, dass ich seine Wirbelsäule sofort einer Spezialabteilung zuführen werde, wo sie physiotherapeutisch beübt und begradigt wird. Aber eine Frühberentung drohe deswegen nicht. Das hat er dann verstanden.

Oder der schon erwähnte Bauleitersatz: „Mir geht es nicht gut – erkältungstechnisch gesehen ..."

Andere Männer werfen mir nur ein paar Brocken hin: „Doktor, der Hals ..."

Ja, was denn „der Hals ..." – innen oder außen?

Diejenigen, die von ihren Frauen geschickt wurden, wollen eigentlich überhaupt nicht reden. Sie sind regelrecht bockig. Der Arzt soll ihnen ansehen, was sie haben und dann irgendwas machen. Hauptsache, er lässt sie in Ruhe.

Vor kurzem war so ein Typ ausgerechnet an seinem Geburtstag zu mir geschickt worden. Er schaute derart griesgrämig drein, dass ich es nicht einmal wagte, ihm alles Gute zu wünschen. Woher sollte ich denn wissen, ob er „alles Gute" überhaupt will …

(Ansonsten gratuliere ich den Menschen natürlich sofort zum Geburtstag. Wenn es Praxisfremde oder Verwandte sind, wünsche ich ihnen „von ganzem Herzen viel Gesundheit". Sind es Patienten aus meiner Praxis, wünsche ich ihnen „relativ viel Gesundheit" – ein bis zwei kleine Erkältungen pro Jahr sollten für den Doktor schon drin sein!)

Frauen dagegen schildern ihre Beschwerden oft blumig und mit viel Fantasie. So sagte eine alte Dame einmal: „Ich bin vor zwei Wochen umgefallen, direkt aufs Gesicht und die rechte Körperhälfte. Ich sah danach aus wie ein Blaubeerkuchen ohne Zucker."

Oder eine Patientin mit Wechseljahresbeschwerden meinte: „Herr Doktor, meine Regel stottert …"

Ist dann die Diagnose gestellt, wollen Männer auch keinen großen Behandlungsstress. Schnell soll es gehen und ohne Zeitverlust. Aber auch ohne lästige Nebenwirkungen.

So sagte neulich einer vorwurfsvoll, als könne ich was dafür: „Was denn, schon wieder Angina? Aber nicht gleich wieder Anabolika verschreiben, die hatte ich dieses Jahr schon zweimal."

Ich unterdrückte ein Grinsen. Er meinte natürlich Antibiotika. Aber warum nicht Anabolika bei einer Angina? Vielleicht bekommt er davon so viel Kraft, dass er sich die entzündeten Mandeln mit den bloßen Händen herausreißen kann.

Männer wollen auch immer etwas bekämpfen. So verlangte ein älterer Herr von mir „ein Mittel gegen die Durchblutung".

Tut mir leid, aber als Doktor bin ich *für* die Durchblutung!

Frauen dagegen geben ihrem Körper einfach mehr Zeit zum Gesundwerden. Sie wissen meist auch besser über Medikamente Bescheid. Viele bevorzugen auch Naturarzneien, obwohl diese langsamer wirken. Sie haben eben noch Omas Stimme im Ohr, die ihnen als Kind nebst Hustensaft auch einige Weisheiten einflößte: „Was bitter ist im Munde, macht innerlich gesunde."

Frauen kommen auch pünktlich und lieber einmal mehr zur Kontrolle in die Praxis, falls notwendig. Als ich dagegen kürzlich einem Mann sagte, dass er unbedingt wiederkommen solle, wenn es nicht deutlich besser wird, meinte dieser wörtlich: „Keine Sorge, Doktor, ich bin kein Arztgänger. Ich komme erst wieder, wenn ich klinisch tot bin."

Na, da bin ich ja mal gespannt …

Der Tipp von
Salamander
"Vorbeugen ist besse
als auf die Schuhe kotz
Sie kommen zu spät!
Pedu

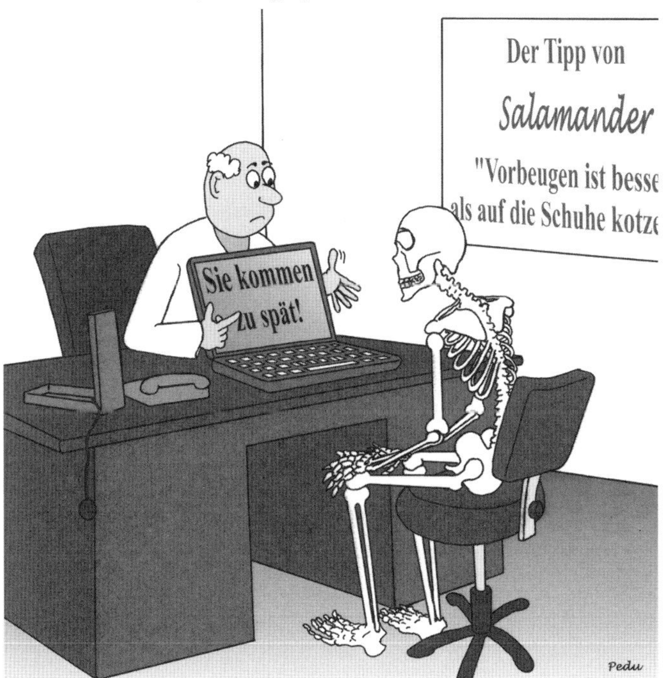

Beschnitten und verkauft - Ein tief frisiertes Trauma

Nahezu jeder Mensch hat irgendeine tief sitzende Angst. Diese ist meist auf ein altes Kindheitstrauma zurückzuführen. Bei mir zum Beispiel ist es die Angst vor roten Rüben. Weil ich als Kind manchmal gezwungen wurde, so etwas zu essen. Ansonsten brauchte man mich früher nie zum Essen zu nötigen. Im Gegenteil, meine spindeldürre Kinderärztin Frau Dr. Reiher-Brühl verbot es mir. Nur Porree, Rosenkohl und rote Rüben durfte ich futtern, so viel ich nur wollte. Ob ich wollte oder nicht.

Als ich dann später geheiratet wurde, sagte ich meiner zukünftigen Frau gleich von vornherein: „Drei Dinge möchte ich nie auf meinem ehelichen Teller sehen: Porree, Rosenkohl und rote Rüben!"

Daran hat sie sich bis heute (trotz einiger Schummelversuche) gehalten. Und somit hielt auch unsere Ehe. Viel mehr Menschen sollten sich trauen, solche grundlegenden Dinge vor ihrer Eheschließung zu besprechen. Dann gäbe es mit Sicherheit weniger Scheidungen, zumindest aber nicht so viel Übelkeit und Erbrechen auf dieser Welt.

Viele Menschen schleppen ihre Ängste ein ganzes Leben lang mit sich herum. Manche gehen auch zum Psychotherapeuten. Der versucht dann, Leid mit Freud zu vertreiben.

Eine weitere Urangst von mir ist meine Friseur-Phobie.

Diese jedoch wird in unserer ehelichen Partnerschaft keineswegs akzeptiert. So kommt es zwar selten, doch aber zwei bis drei Mal im Jahr vor, dass meine sonst so liebevolle Frau folgende unschönen Sätze zu mir sagt: „Ich kann dich nicht mehr sehen. Geh endlich mal wieder zum Friseur!"

Dabei sehe ich meistens gar nicht so furchtbar aus. Aber mein feuriges Weib mag eben nur Männer mit sehr kurzem Haar. Wie diese muskulösen Rasierwassertypen, die allabendlich durch die Fernsehwerbung geistern und sich herb riechende Flüssigkeiten in ihre kantige Fresse einklopfen.

Dass ich so selten und ungern zum Friseur gehe, hat vor allem zwei Gründe.

Einerseits wächst mein Haupthaar sehr langsam. Andererseits prägte mich auch hier ein altes Kindheitstrauma.

Früher hatten wir einen Friseur direkt in unserer Straße. Sein Laden sah von außen eigentlich nicht anders aus als alle Frisierläden in den siebziger Jahren: ein Schaufenster, in dem ein paar Scheren und Kämme um einen Glaskopf herum lagen, aus dessen Schädelmitte ein Neonröhrenschriftzug herauswuchs.

„Ihr Friseur" stand da in leuchtend roter Schrift.

Diese Information war wichtig für die vorbeihastenden Menschen, da der Glaskopf ein Glatzkopf war, was nicht gerade eine super Werbung für einen Frisiersalon darstellte.

Der Meister dieses Salons hieß übrigens Schneider, und er wurde nicht müde zu betonen, dass sein Name tatsächlich aus uralter Zeit stammte. Auch sein Vater, Großvater und Urgroßvater gingen bereits dieser Profession nach – ein altes Barbiergeschlecht sozusagen. Angeblich hatte sein Großvater sogar mit Feldfrisierausrüstung vor Verdun gelegen …

In diesen Friseursalon wurde ich jedenfalls von meiner Mutter geschickt, wenn ich ihrer Meinung nach drohte, zuzuwachsen.

Was damals weder meine Mutter noch ich wussten: Der Herr Friseurmeister trank.

Ach was sage ich, er soff! Und wenn er wirklich mal nichts getrunken hatte, dann sah man das seinen Kundinnen auch an. Die verließen dann seinen Salon alle mit einer Art Schüttelfrisur, weil dem Meister mal wieder die Hände gezittert hatten. Deshalb wollte bald auch niemand mehr einen morgendlichen Termin bei ihm haben.

Aber später, am Nachmittag, wenn sich der Haarschneidermeister seinen „Frisier-Spiegel" angetrunken hatte, dann war er auch wirklich gut drauf. Meistens begrüßte er mich dann mit den aufmunternden Worten: „Na, Dicker, wieder einen lockeren Rundschnitt heute?!"

Doch eines Tages passierte es. Er schnitt mir ins Ohr!

Ich war an diesem Tage übrigens nicht sein einziges Opfer. Neben mir saß ein Vietnamese, der im Lokal um die Ecke als Koch angeblich Hunde in süßsaure Enten verwandelte. Diesem armen Teufel schnitt er gleich zweimal hintereinander ins Ohr.

Was aber am schlimmsten war: Der inzwischen sehr fröhliche Herr Friseurmeister bemerkte es nicht einmal. Er sah nur im Spiegel, dass dem armen Kerl die Tränen die Wangen herunter liefen. Darum beugte er sich zu ihm vor und sagte mitleidsvoll: „Na, du hast wohl Heimweh?!"

Nein, es war nicht schön in diesem Friseurladen, und ich wollte da nicht mehr hin.

Es gab aber Tage, da musste es unbedingt sein. Zum Beispiel wenn unsere Schulklasse ins Kino ging und ich wusste, ich würde neben der Kerstin Walter sitzen. Diese Süße war damals unsere Klassenschönste, zwar etwas storchenbeinig, aber mit wundervollen rehbraunen Augen …

Als ich nun an einem solchen Tag notgedrungen den Frisiersalon aufsuchte, um mir meinen lockeren Rundschnitt abzuholen, sagte ich in freudiger frühpubertärer Erwartung des kinematischen Nachmittags zum Herrn Friseurmeister: „Heute möchte ich nach dem Schneiden mal etwas Duft!"

Auf einmal herrschte Totenstille im Salon. Dann ließ der Meister Kamm und Schere fallen und begann sich förmlich wegzufetzen vor Lachen. Kurze Zeit später wieherte der ganze Salon wegen eines zwölfjährigen, vollschlanken Rundschnittträgers, der heute mal etwas Duft wollte. Da lernte ich, dass alte Weiber beim Friseur gelegentlich noch hässlicher werden können!

Der Meister holte grinsend einen kleinen Flakon aus der Damenabteilung und begann, mich damit über und über einzustäuben: Ch Ch Ch…

Aber ich ertrug es tapfer – weil ich es mir wert war!

Später im Kino streckte ich dann meine frisch frisierte und parfümierte Rübe zur Kerstin Walter hin. Immer weiter und weiter. Aber die tat, als bemerke sie meine überwältigende Schönheit nicht und setzte sich irgendwann weg. Sie warf sich dann ausgerechnet unserem Klassenfrechsten, dem Hagen Matschke, an den ungewaschenen Hals. Na ja, sollte sie!

Später, im jugendlichen Alter, kamen dann zum Glück längere Haare in Mode, so dass ich über Jahre hinweg nicht mehr zum Friseur ging. Ich pubertierte inzwischen auch heftig, was mich unabhängiger machte von den Anweisungen meiner Mutter. Oder anders ausgedrückt, ich ließ mir in meine Haarpracht nicht mehr reinreden.

Inzwischen lockte sich mein Haar auch immer mehr. Schließlich näherte ich mich in meinem Aussehen zunehmend einer gewissen Angela Davis an, einer schwarzen, kraushaarigen, amerikanischen Bürgerrechtlerin, die damals unter anderem deshalb aus Amerika ausgewiesen wurde, weil sie gedroht haben soll, Friseure abzumurksen …

Auch heute gehe ich immer noch höchst ungern los, um mir die Haare schneiden zu lassen.

Sowie sich der Nylonumhang um meiner Hals schließt, bricht mir der Schweiß aus, und ich glaube zu spüren, wie sich der kalte Stahl der Schere unaufhaltsam in meine rechte Ohrmuschel frisst. Da kann die Friseuse noch so hübsch sein und mir Komplimente ins nichtängstliche Ohr säuseln. Es nützt alles nichts.

Aber die Natur hat inzwischen ein Einsehen mit mir und reduziert allmählich meinen Haarbestand immer mehr. Nur wenn das Resthaar dann doch irgendwann zu lang wird, sagt meine stets gut aussehende Frau diese hässlichen Worte: „Ich kann dich nicht mehr sehen. Geh endlich mal wieder zum Friseur!"

Das sollten wir Männer uns mal trauen, so mit unseren Frauen zu reden!

Aber das brauchen wir auch gar nicht. Jede Frau geht gerne zum Friseur. Schon um zu erfahren, was die Nachbarin über sie redet und um selbst über die Nachbarin zu reden.

Wenn es aber doch einmal vorkommt, dass Frau keine Zeit hatte, zum Friseur zu gehen, und dies fällt uns Männern sogar auf, dann kann man nicht einfach so etwas sagen wie: „Ich kann dich nicht mehr sehen …"

Nein, dann muss man es zärtlich umschreiben.

Vielleicht so: „Liebste, ich weiß, dass du durch mich schon so manches graues Haar bekommen hast. Aber das brauchen doch die Nachbarn nicht unbedingt zu sehen. Weißt du was? Geh doch mal wieder zum Friseur und lass dir eine schicke Tönung reinmachen! Hier hast du hundert Euro …"

So einfach ist das. Dann rennt sie los und ist zufrieden, und ich bin es auch. Kann ich wenigstens in Ruhe Fußball gucken.

Oder eine andere Variante: „Schatz, du weißt, du bist für mich die schönste Frau der Welt. Doch neulich habe ich die Heidi Klum gesehen mit einem Kurzhaarschnitt. Damit sah die überhaupt nicht gut aus. Dir würde so etwas viel besser stehen. Geh doch mal wieder zum Friseur! Hier hast du fünfzig Euro … ach, kostet auch hundert … na egal … ich dich auch …"

Der Erfolg gibt uns Männern auf jeden Fall Recht: Der Abfluss in der Dusche ist nicht mehr verstopft!

Ganz wichtig ist es auch, der Frau abends zu sagen, wie schön sie mit ihrer neuen Frisur aussieht. Ich schreibe mir das immer gleich in den Kalender ein: „ Freitag, achtzehn Uhr: Frau schön finden!"

Auf diese Art vergesse ich das nicht.

Ja, Frauen wollen so etwas hören. Sonst kommen sie abends beim Fernsehen mit ihrer parfümierten Rübe immer näher und näher ... Doch wohin will man sich dann wegsetzen?

Bei mir selbst geht die Tendenz wohl doch immer mehr in Richtung Kahlköpfigkeit, so wie bei meinem Großvater mütterlicherseits.

Aber das kann auch entscheidende Vorteile haben. Im Theater unserer Stadt zum Beispiel erhalten Glatzköpfe bevorzugt einen Platz in der ersten Reihe. Dadurch können dann die Einarmigen in der zweiten Reihe auch mal klatschen, wenn ihnen das Stück gefällt.

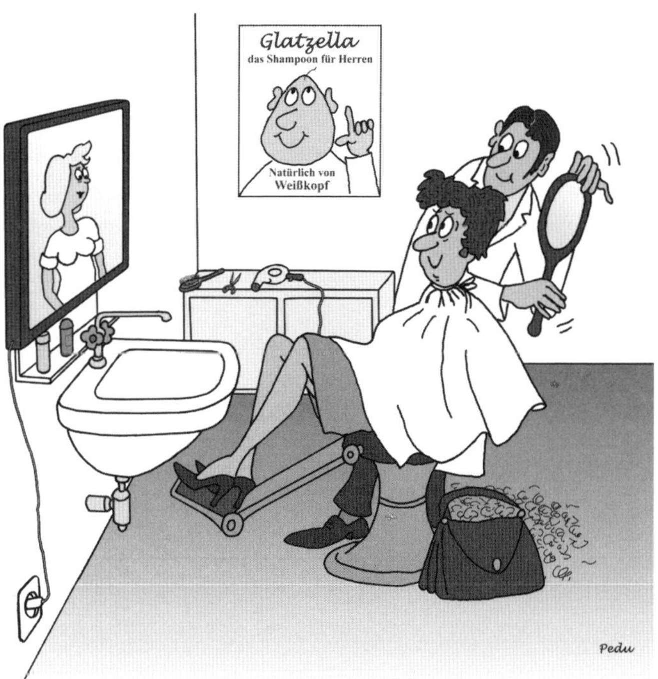

Kalt erwischt – Vom Nutzen mancher Krankheit

Krank sein ist nicht schön und kommt fast immer ungelegen. Das gilt besonders auch für chronische Krankheiten.

Speziell die Diagnose Diabetes mellitus ist für viele Menschen ein Schock. Insbesondere Diabetes Typ II, der sogenannte „Alterszucker“. Denn er signalisiert den Leuten: Die fetten Jahre sind vorbei! Ab sofort ist Disziplin angesagt und Gewichtsreduktion!

Es ist merkwürdig: Jahrzehntelang konnte man sich als Doktor den Mund fusslig reden, um die Patienten zum Abnehmen zu bringen und die Krankheit zu verhindern. Ist sie dann aber ausgebrochen, fängt der Mensch plötzlich an umzudenken. Denn nun weiß er, jetzt hat's ihn erwischt und nicht die anderen! Im Hintergrund sieht er schon drohend das stachlige Gespenst der Insulinspritze …

Bei manchen Patienten führt dieser „Zucker-Schock“ schon fast zu Überreaktionen. So stand neulich am Obststand im Supermarkt ein Mann vor mir, dem ich tags zuvor diese Diagnose mitteilte: „Alterszucker“.

Nun motzte er lautstark die Verkäuferin an: „Geben'se mir eine halbe Melone. Aber machen'se vorher den ganzen roten Dreck raus!“

Ein anderer nahm in kurzer Zeit einige Kilo ab. Als ich ihn fragte, wie er das geschafft hatte, sagte er, er esse jetzt hauptsächlich „Erlaubnis-Essen“. Also „Du darfst“.

Nur vom Essig-Rotkohl darin bekomme er Sodbrennen.

Es gibt auch Patienten, die wollen gar nichts ändern. Eine äußerst vollschlanke Frau, die mit ihrem Mann bei mir war, sagte: „Ich lebe doch eigentlich die ganze Woche vernünftig. Nur bei Familienfeiern, da esse ich als ob es kein Morgen gäbe …“

Darauf brummte ihr dürrer Ehemann: „Wenn du so weiter machst, dann gibt es bald kein Morgen mehr für dich!“

Einige versuchen abzunehmen, indem sie jeden zweiten Tag Kartoffeln und Quark mit Leinöl essen, das Nationalgericht des Spreewaldes. Aber aus eigener Erfahrung weiß ich, dass diese Ernährung zum Abnehmen nicht taugt. Weil stets etwas auf dem Teller übrig bleibt, entweder Kartoffeln, Quark oder Leinöl. So füllt man das soeben Ausgegangene immer wieder auf – bis man sich überfressen hat. Man will ja auch nichts wegwerfen.

Da geht es einem wie dem geizigen Schotten, der neulich im Fernsehen interviewt wurde. Auf die Frage des Reporters, wie er denn als Schotte zu sechs Kindern gekommen sei, antwortete er: „Es begann immer damit, dass wir Windeln übrig hatten …"

Ganz wenig Übergewichtige und daher auch kaum Diabetiker gibt es bei den asiatischen Völkern, obwohl dort oft fünfmal täglich und sogar warm gegessen wird. Allerdings eben Reis oder Suppe. Möglicherweise sind es aber auch gar nicht die gesünderen Lebensmittel, die dort solche Krankheiten verhindern. Vielleicht sollten alle Dicken dieser Welt einfach nur gezwungen werden, ihr Essen mit Stäbchen zu mampfen … (Oh, welch grausiger Gedanke, wenn ich da an mich selbst denke.)

Es steckt also, zusammengefasst, in der Diagnose Altersdiabetes auch etwas Gutes: Die Leute fangen an, vernünftiger zu leben. Nur, dass es dann eigentlich schon zu spät ist.

Auch andere chronische Leiden können einen Nutzen für den Patienten haben. Vorausgesetzt, sie sind im Volke als Krankheit anerkannt.

Ein Beispiel: Man steht nach einem langen Arbeitstag im Supermarkt an der Kasse. Es ist 19.45 Uhr. Nur noch eine Kasse hat geöffnet, und man befindet sich in der Schlange an Position fünfzehn.

Plötzlich kommt eine dicke ältere Dame mit hochrotem Kopf, im Korb nur ein Stück Butter und zwei Joghurt. Sie geht schnurstracks nach vorn und sagt zu dem ersten Kunden, der gerade seine Waren aufs Band packt: „Würden Sie mich bitte vorlassen? Ich habe nur diese drei Dinge hier und außerdem ziemlich hohen Blutdruck. Mir ist auch schon ganz schlecht!“

Was passiert?

Natürlich lässt man sie vor, denn alle denken: ‚Um Gottes Willen, nicht dass die hier umfällt und vielleicht noch einen Schlaganfall kriegt! Dann müssen wir Erste-Hilfe leisten, Mund-zu-Mund-Beatmung (Oh Gott, wie eklig!), vielleicht noch auf den Rettungswagen warten … Dann kommen wir ja heute überhaupt nicht mehr nach Hause!’

Anders bei Erkrankungen, die keine Anerkennung im Volk finden, wie zum Beispiel Fettstoffwechselstörungen. Angenommen, dieselbe Frau geht nach vorn und sagt: „Würden Sie mich bitte vorlassen, ich habe viel zu hohes Cholesterin und mir ist schon ganz schlecht!“

Was würden nun die Leute sagen?

„Na und? Stell dich gefälligst hinten an, du dicke Kuh! Dann hast du wenigstens genügend Zeit zu überlegen, ob es wirklich gute Butter sein muss da in deinem Körbchen!“

Also liebe Patientinnen und Patienten, wenn Sie schon jahrelang nicht auf den Onkel Doktor hören wollen und das üppige Leben mögen, dann schaffen Sie Sich wenigstens eine chronische Krankheit an, die was taugt. Sonst war am Ende ja alles umsonst!

Oft gestellte Frage – Warum manche Ärzte reden und andere nicht, aber keiner gerne schreibt

Es gibt Arztgruppen, die reden nicht viel. Die (be)handeln lieber. Dazu zählen vor allem die chirurgisch orientierten Fächer wie die Chirurgen selbst, die Orthopäden, die Urologen und die HNO-Ärzte.

Selbstverständlich auch die Pathologen. Nur, die haben einfach niemanden zum Reden. Außer ihrem verschmierten Diktiergerät.

Im Gegensatz zur Quasselstrippe Allgemeinarzt ziehen es also viele Fachbereiche vor, etwas richtig Handfestes zu tun und Tatsachen zu schaffen. Motto: „Herr Meier, ich muss Sie demnächst operieren. Was genau und warum, erklärt Ihnen Ihr Hausarzt."

Dann trudeln diese Patienten mit ihren „Röntgenplatten" bei mir ein und erwarten Aufklärung sowie Blutentnahme, EKG und einen ausgefüllten OP-Vorbereitungsbogen.

Am besten bis gestern.

Auch das Schreiben ist bei den operativen Fächern unbeliebt. Warum nur?

Und weshalb schmieren viele Ärzte so, wenn sie dann doch mal etwas zu Papier bringen?

Nun, bei den Chirurgen ist das so, weil sie das Schreiben hassen.

Bei den Urologen, weil sie nichts bekleckern wollen.

Die HNO-Ärzte haben meist gar keine Hand frei und lehnen es vehement ab, mit dem Mund zu schreiben.

Bei den Orthopäden ist es zu dunkel, da sie immer Röntgenbilder begucken müssen.

Bei Röntgenärzten ist es übrigens auch dunkel, aber die schreiben trotzdem immer. Na ja, die machen ja sonst nix, zumindest nichts Operatives.

Wir Allgemeinärzte dagegen haben sehr viel aufzuschreiben. Dafür sind wir aber auch die Schmierfinken der Nation. Da beißt selbst die PC-Maus keinen Faden ab. Wahrscheinlich wollen viele Hausärzte auch gar nicht, dass die Nachwelt liest, was sie den ganzen Tag so in ihre Akten kritzeln.

Ich bin da keine Ausnahme. Bei so vielen Patienten täglich hat man sowieso eine Kurzschrift entwickelt, bei der jeder Stenotypistin die Freudentränen in Bächen die welken Wangen herunterrinnen würden.

Wie durch ein Wunder gelingt es mir aber immer wieder, das eigene Gekritzel zu entziffern. Insbesondere, wenn ich Wochenende für Wochenende über Gutachten für die Krankenkasse, das Versorgungsamt, private Versicherungen oder das Gericht sitze. Wer schreibt, der bleibt, und zwar auch bei schönstem Wetter zu Hause.

Ich selbst sorge in meinen Akten dafür, dass bei solchen Gutachterorgien wenigstens hin und wieder ein Lächeln über meine Lippen huscht. Denn es gibt Patienten, die sagen mir über Jahre hinweg immer dasselbe, und das ist meistens nicht der Satz: „Mir geht es gut."

Dann wären es ja auch keine Patienten.

Ich betreute zum Beispiel viele Jahre lang eine ältere Dame, die weit über achtzig war, aber immer noch fit wie ein Turnschuh. Alle in diesem Alter üblichen Krankheiten, ja sogar stärkere Erkältungen, gingen als ungeleerter Kelch an ihr vorüber. Trotzdem wartete sie immer schon auf meinen Besuch, um stets aufs Neue zu klagen: „Ach, Herr Doktor, früher war ich so stabil. Und heute …?"

Irgendwann notierte ich in ihrer Akte nur noch das Stichwort „Stabilitätsdiskussion".

Die Patientin zog dann eines Tages zu ihren Kindern, wo sie noch lange Zeit gut lebte und an Altersschwäche starb.

Oder jener Hypochonder, dessen größtes Unglück sein Glück war, nie ernsthaft krank zu werden. Er schrieb in den vier Wochen bis zur selbst organisierten Wiedervorstellung alles auf, was er bei Gesundheitssendungen im Fernsehen gesehen hatte und was wieder einmal haargenau auf ihn zutraf. Irgendwann schrieb ich in seine Akte nur noch einen Satz: „Das Jammertal ist eröffnet …“

Selbstverständlich behalte ich solche Leute trotzdem im diagnostischen Auge. Vielleicht erfüllt ihnen die Natur ja eines Tages den Wunsch nach einer richtigen Krankheit. Wollen wir's nicht hoffen!

Meine derzeitige Lieblingspatientin kommt aus der Oberlausitz. Die dortige Sprachmelodie ist eine Besondere durch das stark gerollte R.

Da ich dort geboren bin, mir aber das gerollte R im Rahmen meiner langjährigen Tätigkeit südlich von Berlin längst verloren gegangen ist, erzeugt dieser Klang in mir regelmäßig Heimatgefühle. Jedes Mal, wenn die Patientin kommt, denke ich: Hoffentlich hat sie heute wieder „Brlechdurlchfall“. Hat sie dann meistens auch.

Sehr gern notiere ich auch als wörtliche Rede, was die Patienten so an neuen Wörtern oder Begriffen erfinden, um ihre Beschwerden zu schildern. Ein älterer Herr zum Beispiel sprach vehement von der „Nackengeneration“ und meinte die Nackenregion, wegen der er endlich mal zum „Orthologen“ müsse. Wahrscheinlich ist letzterer so eine Art Mischarzt aus Orthopäden und Urologen. Denn mit der „Prostaaata“ hatte er es auch.

All diesen Patienten bin ich sehr dankbar. Denn ohne sie gäbe es sicher auch dieses Büchlein hier nicht.

Zusammenfassend kann man also sagen: Die sprechende Medizin hat etwas. Ich selbst möchte nichts anderes machen. Für viele Vertreter der operativen Fächer dagegen ist sie ein Graus. Filmchirurg Professor Brinkmann, der sich plaudernd zum Patienten ans Bett setzt, ist ein Mythos.

Aber hin und wieder wirkt die Natur ein Wunder. Ich habe vor einiger Zeit einen Orthopäden kennen gelernt, der freiwillig redete. Weil er sich neu verliebt hatte.

Dieser Orthopäde namens Knut Schenkelmeier (Name durch den Verfasser geändert, wie man sich denken kann; welcher Orthopäde heißt schon so? Höchstens Schenkelhalsmeier!) ist seit zwanzig Jahren ambulant tätig und seit achtzehn Jahren verheiratet – gewesen. Denn vor einigen Wochen hat er sich von seiner Frau getrennt.

Ich fragte ihn: „Mensch, Knut, so eine schöne Frau verlässt man doch nicht, oder?"

„Doch", sagte er. „Wenn du ihr am Abend den Nacken streichelst und nur noch denkst ‚Ui, Blockierung 3. Halswirbel rechts …', dann ist es mit der Erotik nicht mehr weit her."

Was mag er wohl bei seiner Neuen denken, wenn sie vor ihm steht und er ihre sexy Lenden samt Po betrachtet? „Oh, was für ein schöner Glutaeus maximus!"

Vielleicht ist es doch nicht so schlecht, wenn manche Fachgruppen nicht reden …

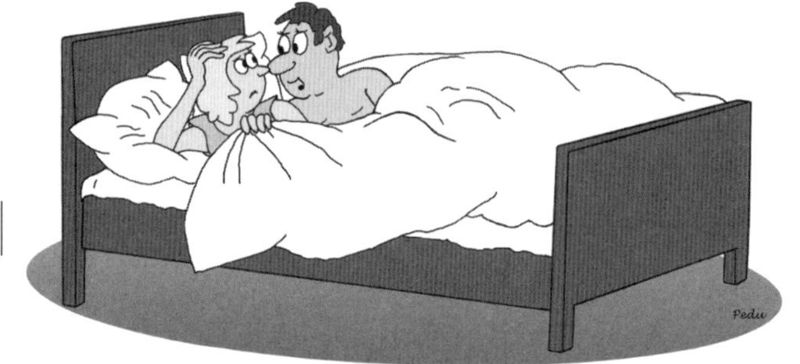

„Habe ich dir schon gesagt, wie prächtig dein Os coccygis umhüllt ist?"

Als Hausarzt außen vor – der Patient als Selbstbehandler

So lange ich Hausarzt bin, gibt es immer wieder Mode-Arzneien, denen im Volke Heilkräfte zugeschrieben werden, die an Zauberei grenzen.

Das klassische Beispiel dafür ist „Thai Ginseng".

Dieses Zeug hilft wahrlich gegen alles. Viele trinken es gegen nervöse Beschwerden wie einen Schnaps. So ersparen sie ihrem Körper die Strapazen eines Spaziergangs oder gar des Sporttreibens. Andere gurgeln damit ihren Rachenkatarrh weg, quasi als Mandel-Likör. Wieder andere nutzen es als Mittel gegen Kopfschmerzen jeder Art. Eine mir bekannte Mathematiklehrerin mit Doppelnamen behandelt ihre Migräne, indem sie genau drei Tropfen „Thai Ginseng" in ihre Nasenwurzel einmassiert. Aber wehe, sie nimmt versehentlich einmal vier Tropfen. Dann spürt sie die Ohnmacht nahen und ruft nachts den Notarzt.

Meine Oma dagegen rieb sich damit immer ihre Beine ein, als Mittel gegen Arthrose, Ekzeme, Krampfadern und was sich sonst bei Omas dort so alles ansammelt. Wie sungen schon die Alten: „Wenn das Wasser im Bein goldner Wein wär …"

„Thai Ginseng" – das klingt aber auch gut! Nach alter chinesischer Heilkunde, nach Ruhe, nach Urkraft und Erdverwurzelung. Manche chemischen Medikamente dagegen klingen eher nach Erdbestattung.

Aber auch so manche Essenzen mit deutschen Namen erlangten Kultstatus wie zum Beispiel „Doppelherz".

Ich sehe noch diese Fernsehwerbung vor mir. Ein Rentner fuchtelte mit einem Tennisschläger herum und krächzte in die Kamera: „Ich bin 89, aber ich habe die Kraft der zwei Herzen."

Und die Leute glauben diesen Unsinn und geben eine Unmenge Geld dafür aus, sich tagtäglich dieses teure alkoholische Mixgetränk einzuflößen.

Nach demselben Prinzip könnte man genauso gut Demenzkranken ein Kartenspiel verkaufen und ihnen sagen: „Spiele Doppelkopf, dann hast du die Kraft der zwei Köpfe …“

Ein anderes Beispiel ist die „Pferdesalbe“.

Dieser Schmierstoff stieg erst vor einigen Jahren kometenhaft auf in die Top Ten der Selbstkaufmedikamente. Wie kommen nun erwachsene und intelligent sein wollende Menschen dazu, sich mit einer Salbe für Zug- und Reittiere einzubalsamieren? Wie entsteht so ein Salbenmythos überhaupt?

Vielleicht folgendermaßen: In den einsamen, verhutzelten Dörfern des Flächenlandes Brandenburg, wo der Bauer noch selbst die Furche zieht, gibt es kaum noch Landärzte. Deshalb helfen zunehmend die Tierärzte bei der Notfallversorgung der bäuerlichen Bevölkerung aus.

Nun hatte wahrscheinlich eine ältere korpulente Melkerin einen Hexenschuss und rief den Doktor herbei. Als sie ihm dann ihren schmerzenden Rücken nebst gewaltigem Hinterteil zwecks Untersuchung und eventueller Spritze darbot, entschied er spontan: „Pferdesalbe! Wenn hier überhaupt was hilft, dann Pferdesalbe!“

Und siehe da, das Wunder geschah!

Nun ist bei solchen Zweizentnerfrauen in aller Regel einiges krank, nur nicht das Mundwerk. Deshalb verbreitete sich die Nachricht in Windeseile: PFERDESALBE!

Was viele jedoch nicht wissen: Im Originalbeipackzettel dieser Salbe stand als Anwendungsempfehlung unter anderem drin: „Zur Verbesserung der Gliedsteife“.

Da nun aber hauptsächlich menschliche Gäule das Fettgemisch anwenden, hat man diese Floskel herausgestrichen. Mir ist auch bisher kein Mann bekannt, der diese Indikation ausprobierte. Aber unter künstlichen Besamern ist die Sache ganz sicher ein gut gehütetes Geheimnis.

Eine relativ neue Volksarznei heißt „Umckaloabo“, ein Extrakt aus der Wurzel der südafrikanischen Kapland-Pelargonie.

Wovon sich genau dieser zungenbrecherische Name ableitet, weiß ich nicht. Aber dem Klang nach ist der Erfinder wahrscheinlich ein Verwandter von Harry Potter oder eine warzige, ältere Dame, die tief im Walde in einem Bungalow haust, der mit Lebkuchen gedeckt ist.

Ein anderes Gerücht über die Entstehung des Namens besagt, dass der Chef eines großen Pharmaunternehmens über vielerlei Beschwerden klagte, gegen die sein eigenes Zeug nicht half. Als er zufällig einmal in Südafrika weilte, suchte er deshalb einen Heilkundigen auf. Dieser jedoch hatte am Tag zuvor Erbsen gegessen und litt infolgedessen unter Blähungen. Als er nun den Pharmafritzen untersuchte, gab sein Darm unüberhörbar ein Geräusch von sich, was sich so anhörte: um-ckaloaboooo.

Der Pharmaboss erkannte sofort das gewaltige Umsatzpotenzial dieses urigen Tones. Zu Hause angekommen, kippte er alle Substanzen und Essenzen, die er vom Heilkundigen bekommen hatte, zusammen und brachte das Ganze als „Umckaloabo“ auf den Markt.

Und tatsächlich: Es hilft beinahe gegen alles. Aber nur, wenn man den Namen drei Mal fehlerfrei bei Vollmond aufsagen kann.

Verflixt und zugenäht! Warum fällt mir denn nicht so etwas Geniales ein? Ein grauenvoll schmeckendes Placebo mit möglichst exotisch klingendem Namen? Ein Zeug, das fünfzig Prozent der Menschheit hilft und die andere Hälfte zumindest nicht ausrottet. Und alle, alle geben mir ihr Geld dafür!

Wenn mir so etwas gelänge, hätte ich ausgesorgt. Ich brauchte nie wieder mühsam Diagnosen verschlüsseln, sonntags über Gutachten brüten oder Kuranträge ausfüllen, die dann sowieso abgelehnt werden.

Dann würde der kleine Optimist in mir sagen: „Doktorchen, in zwei Jahren hast du's geschafft. Dann hast du so viel Kohle verdient, dass du nur noch mittwochs arbeiten musst." Aber wahrscheinlich würde sich dann sofort auch der kleine Pessimist in mir melden und stöhnen: „Na, hoffentlich nicht jeden Mittwoch!"

Nebenwirkungen:
Ihr Hausarzt rät:
Achten Sie bei Schweißfüßen
besonders auf das kleine w!
Pedu

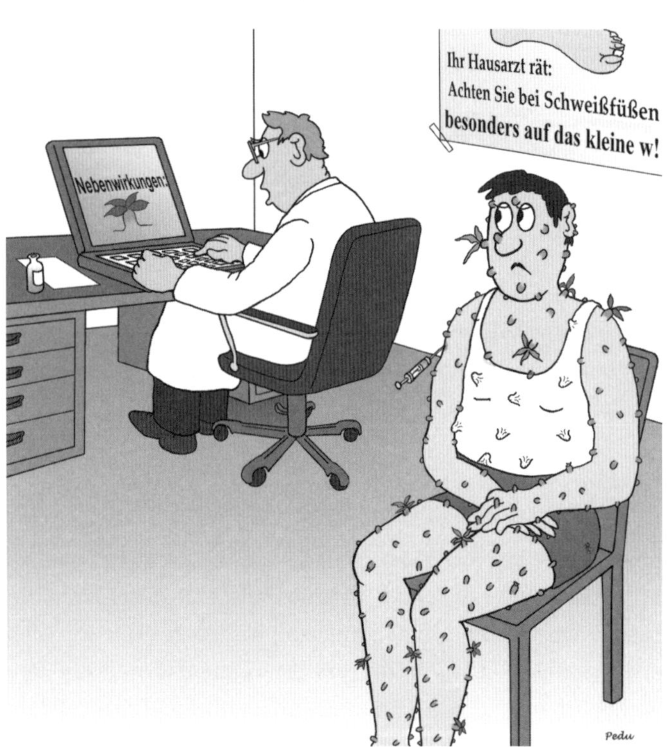

Doktors Erinnerungslücken – Glück oder Pech

Als Arzt gilt man häufig als „zerstreuter Professor". Das ist auch gar nicht verwunderlich, wenn im Durchschnitt fünfzig bis sechzig Patienten pro Tag mit dem Doktor ihre Apothekenblöckchen durcharbeiten. Manche wortkarg, andere mit Logorrhoe (Sprechdurchfall).

So sehnt sich jeder Doktor spätestens ab 11 Uhr nach seiner Pause.

Als Allgemeinarzt kommt man wenigstens um die Mittagszeit mal aus seiner Praxis raus, indem man Hausbesuche macht. Aber auch dabei kann man nicht abschalten, denn man tut ja eigentlich dasselbe wie in der Praxis. Nur dass man jetzt selbst entscheiden kann, wann es Zeit ist, wieder zu gehen, und dass man manchmal außerplanmäßig selbstgebackenen Patientenkuchen essen muss.

Fachärzte, zum Beispiel Internisten, haben es noch schwerer. Da sie keine Hausbesuche machen, verlassen sie ihre heiligen Hallen so gut wie gar nicht. Deshalb erkennt man sie auch meist an ihrer vornehmen Praxisblässe. Manche von ihnen wirken sogar etwas unterernährt.

Am Mittwoch und Freitag jedoch schließen die meisten Praxen schon mittags. Wenn dann nachmittags keine Fortbildung anliegt, irren auffällig viele Weißkittel in Zivil durch die Stadt und versuchen krampfhaft, etwas Geld auszugeben. Da sie aber noch die ganze Vielfalt der Patientensymptome im Kopf haben, gelingt es ihnen nur schwer, sich zu konzentrieren. Schon mancher kam nach Hause und sagte verwundert zu seiner Frau: „Also entweder hatte ich einen Hund mit oder ich habe unterwegs eine Leine gefunden …"

Wenn man diese Hintergründe kennt, dann ist die folgende Begebenheit, die sich bei einem Arzt wie mir laufend ereignet, nun wirklich nicht mehr verwunderlich.

Glück und Pech liegen ja oft dicht beieinander. Wem ist das nicht schon mal passiert?

Man geht durch die Stadt, sieht von weitem einen auf sich zukommen und denkt: Den kennst du! Nur woher? Man zermartert sich das Hirn, aber man kommt nicht drauf. Am besten ist vielleicht, man tut so, als sähe man ihn nicht, stellt sich vor das nächste Schaufenster und betrachtet die Auslagen.

Wenn man Glück hat, steht man vor einem Foto- und Video-Fachgeschäft. Wenn man Pech hat, steht man vor dem Schaufenster eines Orthopädieschuhmachermeisters.

Man sieht nun im Spiegel der Schaufensterscheibe den anderen näher und näher kommen, und wenn man Glück hat, geht er vorbei und denkt höchstens: ‚Wie kann ein Mensch so bescheuert sein und stundenlang in das Schaufenster eines Orthopädieschuhmachermeisters starren?'

Wenn man Pech hat, legt sich von hinten schwer eine Hand auf die Schulter und eine fröhliche Stimme ruft: „Hallo! Lange nicht gesehen! Wie geht's?"

Man dreht sich um und ist versteinert. Wer, zum Teufel, könnte das sein? Woher kenne ich den? Waren wir per DU oder per SIE? Ich weiß es nicht.

Am besten pariert man so: „Danke. Und selbst?"

Nun ist der andere im Zugzwang. Wenn man Glück hat, verrät er sich jetzt. Wenn man Pech hat, sagt er nur: „Danke. Es geht schon. Und, was macht die Familie?"

Wumm!! Der nächste Hammer. Woher kennt dieser Typ nun auch noch meine Familie? Ist es vielleicht der Ex-Verlobte meiner Frau, die impotente Nuss?

Am besten weicht man hier mit einem alten Witz aus: „Ach, der Familie geht es gut. Die ist ja bei mir wie ein Staat organisiert. Meine Frau ist der Finanzminister, mein Sohn ist der Außenminister, meine Schwiegermutter ist der Kriegsminister – und ich bin das Volk, das alles bezahlt."

Wenn man Glück hat, lacht er sich jetzt scheckig. Man kann die Sekunden der Atemnot ausnutzen und mit einem schnellen: „Nun muss ich aber …" davoneilen.

Wenn man Pech hat, kennt er den Witz schon und haut einem nach einem Pflichtgrinsen die Frage des Verderbens um die Ohren: „Und, mal was von den anderen gehört?"

Von welchen anderen?? Wer zum Teufel ist das???

Hier hilft nur eins: Die Notbremse ziehen.

Zum Glück hat man sowieso deutlich sichtbar Schweißperlen auf der Stirn, man schaut gehetzt auf die Uhr und sagt: „Nein, hab ich nicht. Aber ich müsste ja schon längst beim Oberbürgermeister sein!" und entfernt sich hurtigen Schenkels.

Wenn man Glück hat, lässt er einen ziehen und ruft höchstens noch hinterher: „Wir können ja mal telefonieren! Meine Nummer steht im Telefonbuch!"

„Und der Name?"

„Der steht daneben!"

Wenn man aber Pech hat, sagt er nur: „Ich bin der Oberbürgermeister!!"

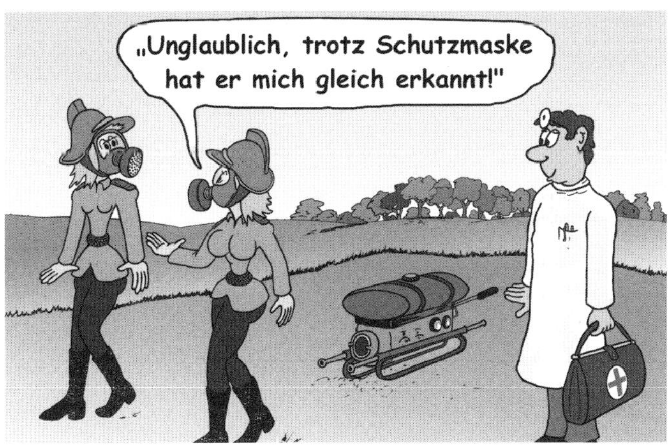

Wehrhafte Mannsbilder - Nachbarschaft und ihre Folgen

Wenn man als Arzt eine harte Woche hinter sich gebracht hat, freut man sich sehr auf ein ruhiges Wochenende. Umso mehr, da kein Dienst anliegt und der Stapel der Gutachten auf ein erträgliches Maß abgeschmolzen ist, weil man vergangenes Wochenende durchgezogen hat wie einst Adolf Hennecke in seinem Berg (1849, die Älteren werden sich erinnern ... oder war's 1948?).

Extra für solche Momente der Ruhe und Entspannung habe ich mir auf dem Balkon eine Leseecke eingerichtet, mit einem gemütlichen Korbsessel und einem Tischchen für kalte Getränke. Dort sitze ich dann, mit einem deutlich sichtbaren, riesigen Fachbuch in der Hand, in dessen Mitte ein Krimi eingelegt ist. So denken alle (und insbesondere auch meine Frau), dass der Doktor selbst am Wochenende rastlos medizinisch tätig ist, während er in Wirklichkeit knifflige Mordfälle löst. Inkognito sozusagen.

Nun kann es allerdings passieren, dass die randstädtische Idylle auf höchst unangenehme Art und Weise getrübt wird ...

Es war ein warmer Frühlingstag, als der Typ bei uns ins Nachbarhaus einzog, in die freie Wohnung im Obergeschoss. Er war nicht allzu groß, aber muskulös, mit Sonnenbrille und Pilotenkoffer.

Ich saß gerade wieder auf dem Balkon, während meine emsige Frau im Garten grub, um uns die karge Obsternte zu sichern. Schließlich waren bald die Erdbeeren dran, und wer erntet die schon gern, wenn alles verunkrautet ist. Ich jedenfalls nicht!

Von meinem erhöhten Platz aus konnte ich auch das Haus und die Gärten der Nachbarschaft gut beobachten. Heute nun vor allem den Einzug des neuen Mieters.

Dabei fiel mir auf, dass sowohl die unten wohnende Nachbarin, deren Tochter als auch meine Frau diesem Bodybuildertypen offenen Mundes hinterher starrten, als wäre ihnen soeben Mr. George Clooney höchstpersönlich erschienen. Kaum war er im Haus verschwunden, ließen sie wie auf Kommando ihre Arbeitsgeräte fallen und trafen sich zur Besprechung am Zaun. Bis zu mir herauf drang ihr lüsternes Kichern.

Als würde der Typ dies ahnen, öffnete er das Balkonfenster und trat grinsend hinaus auf seinen „Königsfelsen" – Halleluja, Herr Schwarzenegger! Lässig winkte er den Frauen zu. Sicher nur der guten Nachbarschaft wegen. Diese mussten sich sogleich am Zaun festhalten, sonst wären sie vor Glück in Ohnmacht gefallen.

Seit jenem Zeitpunkt war in unserer Wohnsiedlung nichts mehr wie vorher.

Die Frauen ringsum (und leider auch die meinige) benahmen sich wie ein Rudel aufgescheuchter Hühner. Sie hatten längst herausbekommen, dass der Muskelberg Stabsfeldwebel bei der Luftwaffe war, außerdem Mitte dreißig und geschieden. Er ging regelmäßig ins Fitness-Studio, wahrscheinlich auch ins Solarium, und war Linkshänder.

Zwar rauchte er, aber was machte das schon bei dieser Gesamtpersönlichkeit. Wenn er in seinem viel zu engen weißen Pilotenhemd auf dem Balkon stand und paffte, sogen die heimlichen Beobachterinnen an den Fenstern ringsum (gewissermaßen virtuell) jeden seiner Züge tief mit ein.

Als ich meine Frau einmal so sah, fragte ich sie: „Warum schnaufst du so, wenn der Typ dort drüben seine Stumpen qualmt? Wo du doch so gegen rauchende Männer bist …"

„Ja, aber der dort raucht Zigarillo, so elegant wie Omar Sharif."

Was sollte man dazu noch sagen? Dass er dafür auch aus dem Maul stinkt wie Fidel Castro?

Aber es sollte noch schlimmer kommen. Als das Thermometer am Wochenende auf fünfundzwanzig Grad kletterte, stellte sich der Fliegerschönling zum Rauchen mit freiem Oberkörper auf den Balkon. Was war die Folge? Meiner Frau und scheinbar allen Frauen in der Umgebung fiel es plötzlich ein, die Fenster zu putzen. Natürlich nur die zum Nachbarhaus gerichteten, stundenlang …

Schließlich hatten wir Männer dieses Affentheater satt und beriefen ein Krisentreffen ein.

Klaus hatte bereits zwei Kilo abgenommen und Zahnfleischentzündung, weil seine Frau keine Zeit mehr hatte, zu kochen. Stattdessen ging er jetzt jeden Tag zum Chinesen an der Ecke, vertrug aber dessen scharfe Soßen nicht.

Harry lief nur noch in Jogginghosen herum, mit nichts darunter. Er hatte keine sauberen Unterhosen mehr, da niemand für ihn wusch.

Ich, als Familienoberhaupt, durfte neuerdings samstags früh zum Bäcker gehen, da die Frauen dieser Familie das Erwachen des Herrn Luft- und Raumfahrers auf gar keinen Fall verpassen durften. Es musste schon einen großen Eindruck auf sie machen, wenn er morgens im knappen Unterhemd auf den Balkon trat und seine Muskeldehnübungen absolvierte.

Wir Männer hatten inzwischen auch unsere Erkundigungen eingezogen, und ich beschloss, meine Frau mit den schockierenden Erkenntnissen zu konfrontieren, um ihr die verwirrten Augen zu öffnen.

Ich sagte: „Weißt du, dass unser neuer Nachbar zweimal geschieden ist und vier Kinder von drei verschiedenen Frauen hat?“

Meine Frau lächelte verträumt: „Ach ja? So sieht er auch aus, ein richtiger Mann, so furchtbar fruchtbar …“

Mir blieb die Spucke weg. Nachdem ich mich wieder gefasst hatte, versuchte ich es erneut: „Und er ist auch kein

Pilot, selbst wenn er so tut. Er gehört gerade mal zum Bodenpersonal."

„Auch gut" entgegnete sie, „dann kann er wenigsten nicht abstürzen. Wäre ja auch wirklich jammerschade."

Es war zum Verzweifeln. Ich fuhr schärfere Geschütze auf: „Weißt du auch, warum er jeden Tag mit dem Taxi nach Hause kommt? Weil er im Suff gefahren ist und seinen Führerschein verloren hat!"

„Ich habe ihn jedenfalls noch keinen Tropfen trinken sehen" sagte sie, „und ich finde es auch nicht schön, wie du über ihn redest. Das ist so ein netter Mann, so gepflegt …"

Ich verließ wutschnaufend das Zimmer. Eine Predigt über die Vorzüge von diesem Beinahe-Piloten musste ich mir nicht anhören. Da ging ich doch lieber auf ein Bier zu Klaus und Harry hinüber, um die Situation zu erörtern. Sie waren ähnlich aufgelaufen bei ihren Frauen und wirkten sehr verstört.

Am nächsten Wochenende hatte der Typ Besuch, wahrscheinlich einer seiner vielen Söhne. Jedenfalls spielte er mit einem Halbwüchsigen, der ihm verdammt ähnlich sah, Volleyball – natürlich mit freiem Oberkörper. Die Frauen waren hin und weg und putzten wieder Fenster, dass die Lappen quietschten. Es war eben ein staubiges Frühjahr.

Nun hatte Harry aber gerade an diesem Tag ein Seil gespannt, weil er die Rasenkante neu abstechen wollte. Zufälligerweise war eines der Seilenden etwas zu lang geraten. Der halbnackte Muskelprotz sah es jedenfalls nicht, blieb daran hängen und fiel auf seine schöne Schnauze. Konnte man es mir verdenken, dass ich schallend lachen musste?

Man konnte. Meinte jedenfalls meine empörte Frau. Dann eilte sie wie alle anderen Nachbarinnen bis an die Zähne mit Verbandsmitteln bewaffnet zum Unglücksort, um erste Hilfe zu leisten.

Doch einige Tage später kam es, wie es irgendwann kommen musste.

Direkt vor dem Mehrfamilienhaus nebenan, in dem der Boden-Luft-Heini wohnte, hielt ein knallrotes Cabrio. Heraus stieg eine bildhübsche Brünette, die sogleich minirockschwingend klarstellte, wohin der Stab des Stabsfeldwebels künftig gehörte.

Die lokale Weiblichkeit lag komplett darnieder. Sie war einhellig der Meinung, dass dieses höchstens zwanzigjährige Ding in keiner Weise zu einem Fast-Offizier der Bundeswehr passte.

Aber das schien der Herr Stabsfeld anders zu sehen, und die Frauen der Umgebung reagierten prompt. Meine verschob das nächste Fensterputzen auf die Vorweihnachtszeit.

Die Frau von Harry schickte dem Versandhaus die vier neuen Bikinis zurück, die sie bestellt hatte und wusch lieber ihre bisherige Strandgarderobe nebst Harrys Unterhosenberg.

Die Frau von Klaus kehrte wieder an den heimischen Herd zurück und kochte, einerseits innerlich, andererseits für ihren Mann. Merkwürdigerweise schien aber neuerdings ihr Hund etwas gegen das Bepinkeln von Bäumen zu haben. Stattdessen bevorzugte er jetzt Hinterräder von roten Cabrios und verlegte nach und nach auch seine großen Geschäfte unter dieselben, was beim Losfahren eindrucksvolle Spuren hinterließ. Es war dann für uns alle immer aufs Neue erstaunlich, was für hässliche Flüche aus dem schönen Mund einer brünetten jungen Frau entwichen.

Als aber eines Morgens auf der Frontscheibe des Cabrios, mit rotem Lippenstift geschrieben, die Worte „SCHLAMPE, GOH HOOM !!!“ zu lesen waren, lief das Fass über. Nach lautstarken und tränenreichen Auseinandersetzungen mit seiner Brünetten musste der Herr Stabsfeldwebel wohl um seine Versetzung ersucht haben. Denn wenige Tage später stand ein Möbelwagen vor seiner Tür.

Als er dann endlich weg war, wich die allgemeine Anspannung aus unserer Siedlung wie die Luft aus einem zum Bersten gefüllten Ballon.

Aber kurze Zeit darauf geschah ein Wunder. Die Wohnung wurde schon wieder vermietet.

Dieses Mal an eine zuckersüße Blondine, Ende zwanzig, schlank und ungebunden. Sie war Bankangestellte und frisch entlobt, wie Klaus bereits herausbekommen hatte.

Natürlich schulterten wir Männer der Tat sofort unsere Werkzeugkisten, um der zarten jungen Frau beim Aufbauen ihrer Schränke und beim Anbringen von diversen Bildern und Gegenständen behilflich zu sein. Das war doch Ehrensache, dass man sich gegenseitig unterstützte oder ihr zumindest die Leiter hielt!

Meine Frau jedoch giftete herum und fragte immer wieder, wann ich denn nun endlich ihre neue Küchenlampe aufhängen würde, die sie bereits vor Monaten gekauft hatte. Als ob das jetzt sooo wichtig wäre!

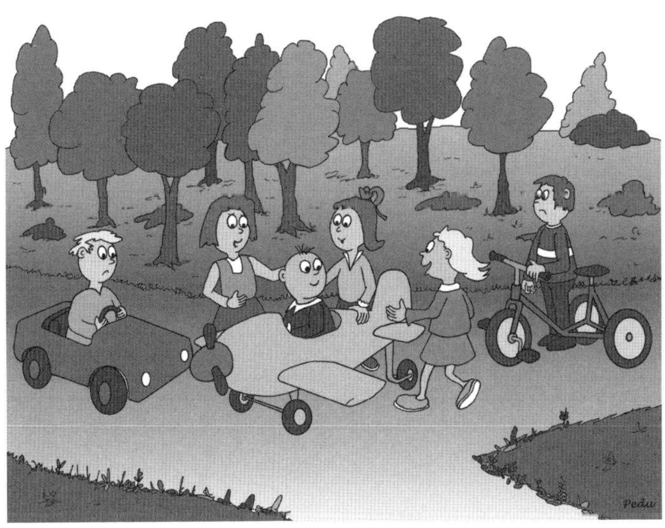

Zu spät gekommen – Gynäkologe Dr. Lochinger

Manchmal kommt es vor, dass einem die Patienten ungewollt etwas über ihren Arzt erzählen. Meistens sind das nicht die eigenen. So passierte es, dass ich Ohrenzeuge einer Unterhaltung zweier Frauen wurde, die auf ihren Gynäkologen warteten, der sich aus irgendeinem Grund verspätet hatte. Ich saß an diesem milden Herbsttag auf einer Bank vor einem Ärztehaus und wartete auf meine Mutter, die einen Termin beim Augenarzt hatte.

Natürlich begannen die zwei Frauen sofort ein Gespräch. Da ich bis heute ihre Namen nicht weiß, nenne ich sie der Einfachheit halber Frau Przcibylski und Frau Kozslowski.

Frau Przcibylski: „Ich möchte mal wissen, wo Doktor Lochinger heute bleibt. Schon dreißig Minuten zu spät. Typisch Mann! Ich meine, wenn er als Frauenarzt schon so viel zu tun hat, dann kann er nicht nebenbei auch noch als Gynäkologe arbeiten. So lange kann doch seine Mittagspause nicht dauern! Wer weiß, was er gerade so treibt. Hat ja schon wieder eine neue Arzthelferin, so eine junge, aufgetakelte …"

Frau Kozslowski: „Vielleicht hat er die alte ja wegoperiert, ha ha ha …"

Frau Przcibylski: „Nein, Ilse, das glaube ich das nicht. Er ist doch so ein feiner Mann! Wo er sich doch so um seine schwerkranke Mutter kümmert …"

Frau Kozslowski: „Woher weißt du denn das schon wieder?"

Frau Przcibylski: „Na, ich konnte doch letztes Mal einen Blick auf seinem Dienstplan werfen, der da rumlag. Da stand eindeutig jeden Mittwoch: Mamma-Op."

Frau Kozslowski: „Ach herje, die arme Frau …"

Frau Przcibylski: „Oh Gott, ich Dummchen! Jetzt habe ich die Torte vergessen! Ich bringe dem Doktor doch immer

Kuchen mit. In der Regel eine halbe Sauerkirschtorte. Die isst er doch so gerne. Alles wegen dem blöden Bäcker! Der hat mich gefragt: ‚Soll ich die Torte in drei oder in sechs Stücke schneiden?'"

Frau Kozslowski: „Und, was hast du gesagt?"

Frau Przcibylski: „Natürlich in drei. Sechs Stücke schafft der Doktor doch gar nicht!

Na ja, bei mir ist es ja heute auch nur eine Routinekontrolle. Nicht so wie bei meiner Nachbarin. Die kriegt jetzt schon ihr viertes Kind. Und das in diesen Zeiten! Dabei ist ihr Großer schon fünfzehn. Er kommt übrigens demnächst auf eine Sonderschule."

Frau Kozslowski: „Warum nicht, wenn er das Zeug dazu hat!"

Frau Przcibylski: „Mein Mann und ich, wir können ja keine Kinder mehr bekommen – weil meiner nur die Arbeit im Kopf hat und das Angeln."

Frau Kozslowski: „Was, das Angeln?"

Frau Przcibylski: „Ja Ilse, du hast richtig gehört. Das ist aber auch wirklich das einzige, was er kann. Letztens war er mit meinem Schwager angeln, da haben die beiden elf Fische in zwei Stunden gefangen. Mein Mann hat die Stelle draußen auf dem See gleich markiert …"

Frau Kozslowski: „Wie hat er denn das gemacht? Mit einer Boje?"

Frau Przcibylski: „Nein, ganz einfach. Er hat an dieser Stelle mit Kreide ein Kreuz auf die Bootsplanken gemalt."

Frau Kozslowski: „Aber so richtig sicher ist das nicht. Wer weiß, ob er das nächste Mal wieder dasselbe Boot ausleihen kann!"

Frau Przcibylski: „Mein Mann ist wirklich ein fanatischer Angler! Geradezu besessen ist der! Sogar im Urlaub wird nur geangelt!"

Frau Kozslowski: „Was, im Urlaub auch?"

Frau Przcibylski: „Ja, ja. Ich werde es wohl so wie meine Freundin Rita machen müssen und ohne ihn verreisen. Die Rita war im Sommer zwei Wochen allein in Griechenland. Obwohl, richtig begeistert war sie nicht. Sie hat erzählt, sie hätte eine Woche lang ununterbrochen mit Gastritis im Bett gelegen."

Frau Kozslowski: „Ich weiß ja nicht, was manche Frauen für Ansprüche haben. Eine Woche mit Gastritis im Bett ... Also, ich finde es toll, was die griechischen Männer für eine Ausdauer haben!"

Frau Przcibylski: „Mir reicht es nun. Ich rufe jetzt mal Doktor Lochingers Privatnummer an. Vielleicht ist ja wenigstens seine Frau zu Hause und kann mir sagen, wo er heute wieder bleibt.

(Telefoniert) Hallo, hier ist Frau Przcibylski. Ich warte vor der Praxis Ihres Mannes und wollte wissen, ob der Doktor heute noch kommt ... ach, ein Notfall? ... musste nach Senftenberg zu einem Hausbesuch ... Na dann wird es wohl heute nichts mehr. Danke. Wiederhören!"

Frau Kozslowski: „Was denn, bis nach Senftenberg macht der Hausbesuche? Wie weit ist es denn bis Senftenberg?"

Frau Przcibylski: „Vierzig Kilometer."

Frau Kozslowski: „Landstraße oder Luftlinie?"

Frau Przcibylski: „Landstraße natürlich. Es gibt doch gar keine Luftlinie nach Senftenberg!"

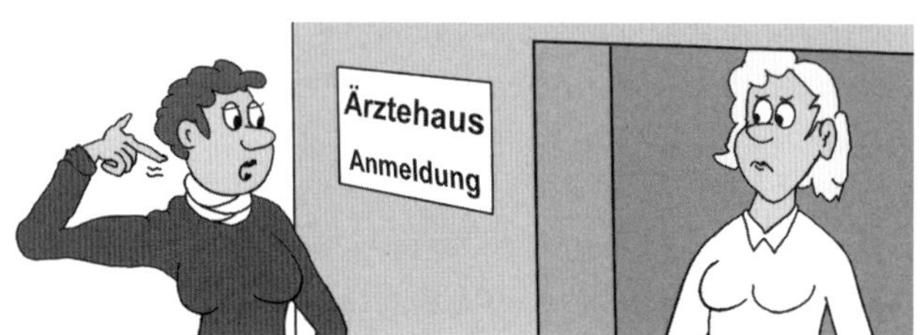

„Nein, nicht zum Frauenarzt, zum Genickologen!"

Uro-Psychologie – Der kleine Unterschied auf dem Örtchen

Neulich ging ich mit meiner Frau in unser griechisches Lieblingsrestaurant zum Essen, und nicht nur mit ihr. Wir hatten zwei befreundete Ehepaare eingeladen, doch da das eine Paar schon geschieden war und das zweite gerade in Scheidung lebte, kamen nur die beiden Frauen mit. Ich war jetzt sozusagen der Hahn im Korbe. Allerdings eben auch der Geldhahn, da ich meinen Geburtstag nachfeierte und gewaltig einen auszugeben hatte.

Es waren keine fünfundzwanzig Minuten vergangen, der griechische „Göttersohn von einem Kellner“ (O-Ton Martina!) hatte gerade die Bestellung aufgenommen, da tauschten die Mädels plötzlich eigenartige Blicke aus und mussten – na wohin schon? Auf die Toilette natürlich!

Da saß ich plötzlich ganz allein an unserem Tisch und überlegte. Warum ist das so? Wieso müssen Frauen im Restaurant so oft auf die Toilette und Männer nicht? Rein anatomisch ist die Blase der Frau nicht wesentlich kleiner als die des Mannes. Es muss also noch andere Gründe geben. Aber welche? Ich nippte an meinem Rotwein und dachte angestrengt nach …

Wenn Frauen auf die Toilette müssen, dann nehmen sie immer ihr Handtäschchen mit.

Darin: Dinge der Hygiene und Dinge der Erneuerung. Das heißt, das Handtäschchen ist für sie so eine Art Kombination aus Notfall- und Werkzeugkoffer.

Auch mögen es Frauen nicht, allein auf die Toilette zu gehen. Sie wollen stets, dass ihre beste Freundin mitkommt oder wenigstens eine Bekannte vom Tisch.

Warum? Nun, weil der Toilettenbesuch für die Frau nicht nur eine hygienische Funktion hat und der Erneuerung abgenutzter Strukturen dient, wie zum Beispiel der Nachbesserung des Lippenrotes, nein, er hat auch einen kommunikativen Charakter. Das heißt, Frauen halten es einfach nicht aus, länger als eine halbe Stunde in einem Restaurant zu sitzen, ohne über die Insassen desselben im Allgemeinen sowie einen schwarz gelockten Kellner im Speziellen reden zu können.

Auf der Toilette angekommen, checken sie dann wahrscheinlich als erstes die Kabinentüren, bis sie mehrere nebeneinander liegende freie Zellen gefunden haben. Wenn dies nicht der Fall ist, klopfen sie an die besetzte mittlere Toilettentür und sagen: „Verzeihung, können Sie mal kurz unterbrechen und eine Kabine weiterrücken? Ich möchte gern neben meiner besten Freundin sitzen."

Auch haben Frauen vor dem Toilettengang so eine Art „Kommst du mit-Blick" drauf. Das heißt, sie bekunden ihren besten Freundinnen auch nonverbal, dass sie ein Harndrang, aber eben auch ein Sprechbedürfnis haben.

Darin unterscheiden sie sich grundlegend von uns Männern.

Also mir ist kein Mann bekannt, der seinem besten Freund, wie auch immer, nonverbal kommunizieren würde: „Eh, Harry, ich muss mal pinkeln, kommst du mit?!"

Im Gegenteil! Männer hassen es, auf der Toilette an den Pinkelbecken nebeneinander zu stehen und belanglose Gespräche zu führen. Es ist uns einfach peinlich …

Wenn ein Mann die Toilette betritt, brechen sofort uralte Instinkte auf.

Zuerst wird die Umgebung gesichert. Das heißt, er schaut sich, die imaginäre Waffe im Anschlag, gründlich um. Dann sucht er nach dem Becken, das am weitesten peripher liegt, also möglichst an einer Wand. Dies ist ein uralter Reflex. Denn Jahrtausende alte Erfahrungen lehrten ihn: Hast du an einer Seite eine Wand, brauchst du an dieser Front schon mal nicht zu verteidigen. Wogegen auch immer. Und siehe da, tatsächlich wird der aufmerksame Beobachter in genau diesem Wandbecken immer den meisten Urin-Stein finden.

Auch sagt das Toilettenverhalten des Mannes viel über seinen Charakter aus. Man unterscheidet hier aus uro-psychologischer Sicht mehrere Typen.

Der A-Typ unter den Männern wird stets laut polternd hereinkommen und sich rülpsend und knurrend mitten zwischen zwei andere stellen. Es will seine Macht und seine Vorherrschaft permanent beweisen und pfeift auf das Becken an der Wand. Er ist der „aggressive Pinkler“, und wenn er loslegt, dann klingt es, als ob man einen Feuerwehrschlauch aufdreht. Dieser Typ kennt keine Hemmungen.

Der A-Typ darf nicht verwechselt werden mit dem E-Fall, dem fast volltrunkenen Egal-Typen. Diesem ist es einfach gleich, wo er schwankend herumsteht. Hauptsache, er wird seine volle Blase los und erreicht seinen Biertisch wieder, bevor die ersten Entzugserscheinungen auftreten.

Dann gibt es den B-Typen, den Normalmann. Dieser wird sich nach dem Betreten der Toilette sogleich ein peripheres Becken an der Wand suchen, möglichst mit einem freien zwischen sich und dem nächsten Notdürftigen. Er will stets alles unter Kontrolle haben und einen soliden Abwehrring um sich aufbauen. Man nennt ihn auch den „soliden Pinkler“. Der Harnklang beim Harndrang entspricht etwa dem Aufdrehen eines Hauswasserhahnes.

Und dann gibt es den C-Typen. Das ist der ängstliche Prostatiker. Er kann, wenn er kann, sowieso nur portioniert, das heißt mit schwachem, stockenden Strahl, und mag dabei weder Zuschauer noch Zuhörer in seiner Nähe. Der Klang entspricht dem Aufdrehen eines halb verrosteten Gartenwasserhahnes während einer langen Dürreperiode, wenn ringsum in den anderen Gärten schon alle Sprenger laufen.

Der ängstliche C-Typ wird nur dann ein Wandbecken nehmen, wenn mindestens drei weitere zwischen ihm und dem nächsten Herrn frei sind und geräuschüberdeckende und stimulierende Musik läuft, wie z.B. die „Wassermusik“ von Händel.

Ansonsten sucht er sich schnurstracks eine freie Kabine. Deshalb könnte man ihn auch als „freiwilligen Sitzpinkler“ bezeichnen. Dort bleibt er dann betont lange sitzen, denn er will ja nicht, dass die anderen im Toilettenraum merken, dass er nur urinieren musste.

Der kommunikative und restauratorische Aspekt des Toilettenbesuchs jedenfalls fehlt bei uns Männern völlig. Das Klo ist ausschließlich Mittel zum Zweck.

Wahrscheinlich gibt es auch bei Frauen auf der Toilette einen Geräuschpegel, der aber nichts über ihren Charakter verrät, da die Frau fast immer eine geschlossene Kabine für sich hat. Dort könnte sie, nachdem sie die Toilettenbrille mit zwei Lagen Toilettenpapier „hygienisiert“ hat, eigentlich ganz in Ruhe ihren Bedürfnissen nachgehen. Aber meistens wird sie diese Idylle wegen des Gegackers ihrer besten Freundinnen gar nicht bewusst genießen können …

„Hallo! Wo bist du denn mit deinen Gedanken?“, hörte ich von fern die engelsgleiche Stimme meiner Frau, die soeben kichernd mit ihren Freundinnen vom Toilettenbesuch zurückkam.

Ich schaute auf die Uhr. Donnerwetter, fast fünfzehn Minuten! Das hätte es bei uns Männern nicht gegeben. Nicht mal beim ängstlichen Prostatatypen!

Der Hausarzt als Abenteurer – Mannhafte Sonderangebote

Im Sommerurlaub drei Wochen zu Hause zu bleiben, muss nicht unbedingt heißen, sich zu langweilen. Im Gegenteil, unglaubliche Abenteuer und ungewohnte Erfolgserlebnisse lassen einen den rauen Praxisalltag vergessen. Gefragt sind dabei Eigenschaften wie Männlichkeit, Durchhaltevermögen und körperliche Fitness. Aber lesen Sie selbst …

Eines Tages traf ich Neumann aus unserer Straße. Er fragte: „Hast du sie schon?"

„Was soll ich haben?"

„Na die neue Frequenzbiegezange aus dem Baumarkt. Die ist jetzt im Sonderangebot, dreißig Prozent billiger. Also für diesen Preis habe ich sie noch nirgendwo gesehen."

Ich hatte sie nicht. Als dann Meier noch hinzu stieß und sagte, dass er sich gleich zwei dieser wichtigen Werkzeuge gekauft hätte, wusste ich, es war Eile geboten.

Ich raste zum Baumarkt. Und tatsächlich! Eine große Menschentraube drängelte sich im Frequenzbiegezangenbereich, um dieses überragende Sonderangebot zu ergattern.

Ich versuchte, möglichst unauffällig in die Meute einzusickern.

Als ich mit Prellungen und Quetschungen endlich durchgedrungen war, lagen noch ganze vier Zangen da. Ich riss eine an mich und trat den Rückzug an. In diesem Moment tauchte ein Mitarbeiter des Baumarktes mit einer Kiste neuer Zangen auf und brüllte: „So, das sind die letzten!"

Sofort wurde er zu Boden gerissen und die Kiste vom gierigen Mob geplündert. Der Mann konnte sich kriechend retten. Die Ärzte sagen, er komme durch.

Stolz trug ich meine neue Frequenzbiegezange nach Hause. Ich hatte wirklich Glück gehabt. Nur einige Minuten später, und ich wäre leer ausgegangen. Ich hängte sie an mein Werkzeugbrett. Eigentlich sah sie nicht anders aus als ihre Zangengeschwisterchen daneben. Ich wusste auch nicht wirklich, wozu man so eine Frequenzbiegezange braucht. Aber es war ein beruhigendes Gefühl, eine zu haben. Und der Preis war ja wirklich unschlagbar.

Am nächsten Tag fragte mich Neumann. „Na, hast du sie noch bekommen?"

„Klar doch, aber es war eine der letzten", berichtete ich stolz.

Neumann flüsterte: „Nächste Woche wird erst was los sein im Baumarkt. Da soll es einen Amplitudenhammer geben zum halben Preis! Aber nur, solange der Vorrat reicht."

Mehr hätte er nicht zu sagen brauchen.

Am Montagmorgen stahl ich mich pünktlich gegen 6.30 Uhr aus dem Haus. Gegen sieben Uhr würde ich vor dem Baumarkt stehen, als einer der ersten. Das wäre ja gelacht.

Als ich ankam, hatte ich Schwierigkeiten, einen Parkplatz zu finden. Unmengen von Autos! Um diese Zeit?

Vor dem Eingang stand ein riesiger Pulk Menschen. Einige aßen ihre mitgebrachten Brötchen. Ein älterer Herr mit Ohrenschützern schlürfte heißen Kaffee aus einer Thermoskanne, die schon viele Baumarktparkplätze gesehen haben musste.

Schließlich entdeckte ich Neumann und Meier auf Anglerhockern direkt am Eingang. Ich rief Neumann auf dem Handy an: „Könnt ihr mir einen Amplitudenhammer mitbringen?"

„Na ja" brummte er, „wir können es versuchen. Aber erfahrungsgemäß geben die immer nur einen pro Person ab!"

Das hieß nichts anderes, als stehen zu bleiben und abzuwarten. Es war eng, aber warm. Ich kam mir vor wie beim Fußball, wo sich die Verteidiger mit der schützenden Hand vor dem Gemächt in einer Abwehrmauer drängen. Aber das hier waren keine Abwehrspieler, sondern Angreifer, keine

Freunde, sondern Gegner. Gladiatoren im Kampf um den vielleicht allerletzten Amplitudenhammer.

Ab 8.30 Uhr nahm das Gedränge vor dem Eingang zu. Mit verstohlenen Scheindribblings versuchten einige, ihre Position zu verbessern.

Mir taten die Raucher leid, die um mich herum standen und sich fragten, wohin mit der glühenden Asche ihrer Nervositätszigarette. Und mir taten die Nichtraucher leid, die nicht wussten, wie sie die Brandlöcher in ihren Jacken später ihren Frauen erklären sollten.

Endlich war es soweit. Sesam öffnete sich, und Tausende stürzten hinein. Der Marktleiter hatte bereits vorsorglich die Sonderangebotsfläche für Amplitudenhämmer verdreifacht. Trotzdem entstand ein ungeheures Durcheinander.

Als ich nach einer Stunde völlig erschöpft wieder aus dem Markt heraus kam, spielten die Brandlöcher in meiner Jacke keine Rolle mehr. Denn ich hatte keine Jacke mehr. Was da noch in Fetzen an mir hing, ähnelte eine Anglerweste, in der sich schon mehrmals der Haken beim Auswerfen der Angel verfangen hatte. Aber ich hielt ihn stolz in der Hand, meinen neuen Amplitudenhammer!

Neumann und Meier warteten schon auf mich. Sie sahen nicht viel besser aus als ich, aber sie wirkten sehr zufrieden. Neumann holte triumphierend ein nagelneues Sonderangebotsblatt aus den Resten seiner Jacke. „Das habe ich stiebitzt“, grinste er. „Das Sonderangebotsblatt bereits für die nächste Woche!“

Ich sagte: „Aber diese Woche hat doch gerade erst begonnen …“

„Ja,“ feixte er, „aber ich kam gerade dazu, als es angeliefert wurde. Schaut mal, was dann im Sonderangebot ist. Hier, ein Drehmomentehubschleifer – der Wahnsinn! Für sage und schreibe 70 % unter Normalpreis!“

Meier riss ihm den Prospekt aus der Hand: „Wirklich? Zeig mal her! Ist ja nicht zu fassen! Also wer da nicht zuschlägt, der ist selber schuld."

Ich stimmte ihm begeistert zu und fragte fast wie nebenbei: „Und wozu braucht man gleich noch mal so einen Drehmomentehubschleifer?"

„Ach, den kannst du für alles nehmen! Ein klasse Teil ist das!", rief Neumann strahlend.

„Ja" fiel auch Meier ein, „so einen muss man einfach immer griffbereit haben!"

Dann fuhren wir nach Hause. Mit meinem geheimen Wissensvorsprung würde ich mich für die Schlacht am nächsten Montag rüsten. Ich suchte einen Campingladen auf und kaufte mir eine komplette Ausrüstung: eine Himalaja-taugliche Jacke, ein Zelt, Seile und Haken und einen Benzinkocher. Ja, ich hatte einen streng geheimen Plan. Bereits am Sonntagabend würde ich vor dem Baumarkt campieren. Dieses Mal überließ ich nichts dem Zufall. Schließlich ging es um nichts weniger als eine Drehmomentehubschleifer, 70% unter Normalpreis!

Die Woche verging quälend langsam. Mein Amplitudenhammer langweilte sich neben der Frequenzbiegezange, denn ich hatte gerade nichts zu heimwerkern. Aber die Instrumente waren da, wenn sie gebraucht würden. Ein gutes Gefühl.

Am Sonntagabend fuhr ich nach Einbruch der Dunkelheit zum Baumarkt. Der Parkplatz war leer. Nur zwei Wagen standen da und wirkten sehr einsam auf dem weiten Rund des Platzes. Ich stieg aus, lud mir meine Ausrüstung auf den Rücken und wandte mich zum Eingang des Marktes. Was war das da für ein Licht? Ein Feuerschein vor dem Baumarkt?

Schließlich sah ich zwei vermummte Gestalten vor einem Feuerkorb, die Mützen tief ins Gesicht gezogen. Ich trat näher und traute meinen Augen kaum. Da saßen Neumann und Meier. In Reichweite eine Batterie Kümmerling.

Die Begrüßung war betont herzlich. Gemeinsam priesen wir den Zufall, uns gerade hier zu treffen. Die Nacht verbrachten wir halb zitternd vor Kälte, halb trunken vom Kümmerling. Aber wir wollten und konnten diese Stellung hier nicht aufgeben. Wir würden in der rauen Wildnis dieses einsamen Parkplatzes ausharren und überleben, selbst wenn es Minus zwanzig Grad wären.

Denn wir wussten, zweierlei braucht ein richtiger Mann: Eine Frau, die ihm die Wäsche macht und einen Drehmomentehubschleifer für 70 % unter Normalpreis!

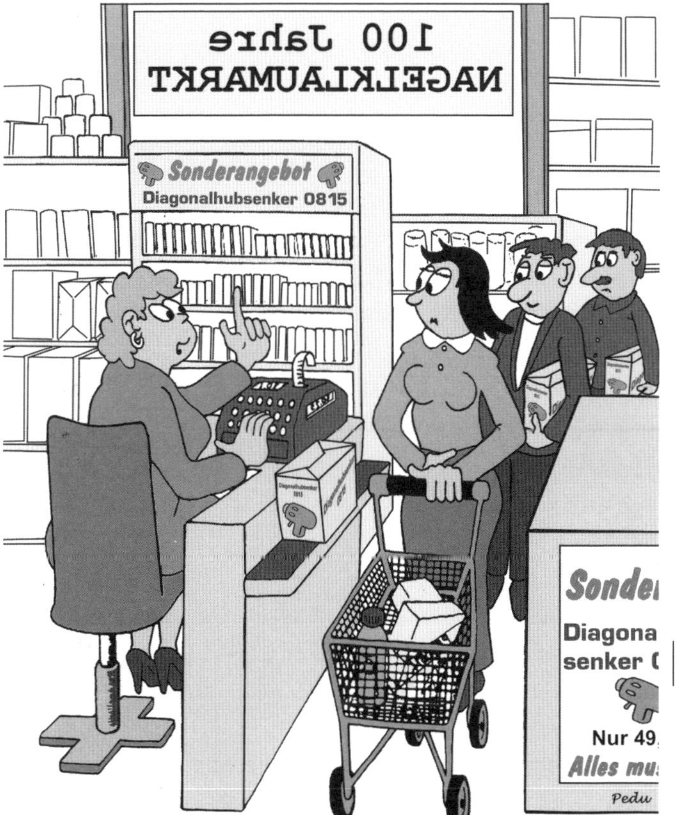

„Mit dem Diagonalhubsenker machen Sie ein Schnäppchen. Mein Mann verwendet ihn schon zehn Jahre als zuverlässigen Briefbeschwerer!"

Alles für die Katz –
Kinder – Tiere – Katastrophen

Aus Kleinkindzeiten läuft in unserem Haus noch ein pelziges Überbleibsel herum, ein elf Jahre alter Kater. Von dieser Spezies aus der Familie der Katzenartigen kann man sich einiges abschauen. Zum Beispiel, wie gut es tut, auch mal faul zu sein, einfach mal nichts zu tun.

Leider haben wir Menschen, zumindest hier in Deutschland, dies völlig verlernt. Dafür sind wir Exportweltmeister, lieben saubere, gepflegte Gärten und haben Gallensteine.

Kinder wissen instinktiv noch um das Geheimnis der wohltätigen Untätigkeit und suchen sich dafür gerne Verbündete.

Und so gibt ein Phänomen in Deutschland und vielleicht nicht nur hier. Spätestens nach Vollendung des ersten Lebenshalbjahres verlangt es unsere Kinder nach tierischem Beistand. Sie bekommen diesen in Form von Plüschtieren, die den Vorteil haben, auch dann am Leben zu bleiben, wenn man sich auf sie setzt.

Aber kaum ist das Kind im Kindergarten eingegärtnert, geht es richtig los.

Das liegt hier in unserer Gegend vor allem an Zoohändler Zierbalg. Dieser hat nämlich seine Zielgruppe schon frühzeitig erkannt und sorgt durch regelmäßige kleine Spenden an die Kindertagesstätten dafür, dass von dort immer wieder Gruppenausflüge in eine seiner vielen Zoohandlungen unternommen werden. Wie es bei den Erwachsenen diese umstrittenen Kaffeefahrten gibt, so gibt es für die Kleinen unumstrittene Saftfahrten zu Zierbalg.

Aber auch honorige Rentner umgarnt er gern auf ihrer Suche nach einem passenden Geschenk für den nächsten Enkelgeburtstag. Letzten Samstag zum Beispiel soll jeder Pensionär, der sich in sein Geschäft verirrte, einen Futtergutschein für 500 Gramm Meerschweinfutter bekommen haben. Das hatte seinen Grund, denn wie man hörte, war dem Zoohändler eine Riesenladung dieser possierlichen Tierchen geliefert geworden, und nun musste er sie unters Volk bringen, bevor sie ihm seine eigenen Haare vom Kopf fraßen.

Jedenfalls kamen auch unsere Kinder irgendwann in den Kindergarten, und so ging auch bei uns das Geschrei los: „Wir wollen ein Meerschwein! Die Sophie-Charlotte hat eins und der Lars-Thorben auch. Und die sind doch sooo niedlich …" (die Meerschweine, der Verf.)

Ich glaube, bei den meisten Kindern sind Meerschweine und Goldhamster die sogenannten „Einstiegstiere", gefolgt von Mäusen, Ratten, Vögeln, Katzen und Hunden, bis hin zu Pferden und kleineren Reptilien. Je nach aktuellem Disneyfilm können sich auch Clownfische, Ameisen und Pinguine darunter mischen.

Soweit wollten wir es aber bei uns nicht kommen lassen und versuchten, die tierischen Sehnsüchte unserer Kinder durch häufige Besuche im städtischen Zoo abzufangen – bis Oma und Opa kamen. Die beiden waren zuvor mehrfach und kaffeetrinkenderweise bei Zierbalg gesehen worden.

Schon das große, abgedeckte Paket mit den Luftlöchern darin, aus denen es übel roch, ließ nichts Gutes erwarten. Und dann wurde es zur Gewissheit.

„Ein Meerschwein! Ein Meerschwein! Oma und Opa, ihr seid die Besten!", plärrte es aus glücklichen Kinderkehlen. Eltern müssen nicht zwangsläufig immer zu den Besten ihrer Kleinen gehören …

Nach der Schenkerei kam die Sauerei, in diesem Falle die Meersauerei. Denn dieses Tierchen liebte es, auszubüxen und lagerte seine Essensreste und seine Exkremente unter dem Sofa ab. Irgendwann wurde es dann von einer grapschenden Kinderhand gepackt und in den Käfig zurückbefördert, bis zum nächsten Mal, als die Käfigtür wieder offen gelassen wurde. Nicht anders muss es Siegfried und Roy mit ihren weißen Tigern gegangen sein, und wohin das führte, ist ja bekannt.

Meine Frau beruhigte mich jedes Mal mit Erkenntnissen, die sie aus Tiersendungen im Fernsehen übernommen hatte, nämlich, dass Kinder es lernen müssen, für andere Wesen Verantwortung zu übernehmen, insbesondere für Haustiere. Und wenn diese dann so harmlos und niedlich sind wie unsere, wäre dies der Entwicklung der Kinder besonders zuträglich.

Allerdings wich dieses Ideal zunehmend der Realität des grauen Alltags, denn die ständige Fütterung, Bewässerung und Käfigreinigung wurde den Kleinen zunehmend zur Last und den Großen zur Aufgabe.

Und so währte die Trauer aller Anwesenden nur kurz, als das Meerschweinchen von der Decke im Garten, wo es die Kinder zum Auslüften angepflockt hatten, verschwand.

Es ward nie wieder gesehen. Lediglich ein zartrosa Schleifchen, welches man vor der Hütte des Nachbarhundes fand, erinnerte noch daran, dass wir einmal ein ähnlich geschmücktes Geschöpf besessen hatten.

Nach zwei weiteren Meerschweinen und einem Goldhamster, die alle das gleiche Schicksal ereilte, sollte es nun ein Wellensittich sein. Ich war lautstark dagegen, weil ich an meine eigene Kindheit dachte: „Nein, ein Wellensittich kommt mir nicht ins Haus. Wir hatten früher einen. Der hat unsere sämtlichen Bücher angefressen, unter anderem auch das deutsch/russische Wörterbuch. Und dann tyrannisierte er die ganze Familie, indem er sich Getränke auf Russisch bestellte, was dann so klang: ‘Woda! Dawai! Dawai!’ (‘Wasser! Zack, zack!’)“.

Nach vielen Diskussionen und Tränen, zum Beispiel, warum wir die Großeltern nicht endlich mal wieder einluden, einigten wir uns auf eine Katze.

Zuerst bekamen wir eine aus dem überfüllten Tierheim, in das der nächste Gruppenausflug unserer Tochter geführt hatte. Aber dieses jämmerliche Geschöpf überlebte die Liebe unserer Kinder trotz teuersten Katzenfutters nicht und verschied nach wenigen Tagen.

Kaum war der Trauergottesdienst an einem Feldrain in freier Natur vorbei, bestanden die Kinder auf einer richtigen Katze. Und sie bekamen sie auch, worauf sie ihren Hungerstreik sofort beendeten. Seitdem haben wir einen Kater namens Sir Thomas. Nach anfänglichen Erziehungsdefiziten, was uns mehrere Vasen und den Inhalt einer Glasvitrine kostete, ist er jetzt ein friedlicher Mitbewohner unseres Hauses, der ab und zu eine Maus fängt, um nicht völlig nutzlos zu erscheinen. Oder er jagt die Nachbarskatze. Allerdings weiß er nicht, warum er hinter ihr her ist, da er keine Klöten mehr hat. Meine Frau hatte ihn vorsorglich kastrieren lassen.

Nun sind einige Jahre ins Land gegangen und aus Sir Thomas ist ein abgeklärter Landkater geworden. Er weiß, was er zu bekommen hat und welchen Blick er für die verschiedenen Leckereien oder einen Schluck Kaffeesahne aufsetzen muss.

Selbst ich, als eher skeptischer Tierfreund, habc ihn zunehmend lieb gewonnen, denn er hat im Gegensatz zum neuen Hund der Nachbarn (wo kürzlich deren Großeltern zu Besuch waren!) viele Vorteile. Zum Beispiel verfügt er wie alle Katzen über ein ausgeklügeltes Selbstreinigungssystem. Er frisst nur die Hälfte der Ration eines Hundes, und er bellt nicht.

Nur wenn er mir meinen Fernsehsessel streitig macht, geraten wir aneinander. Dann greife ich schon mal zu drastischen Maßnahmen. Ich setze mich auf den Fußboden.

Es kann eben nur einer der Herr im Hause sein – und das ist nun mal leider dieser pelzige Katzentyp, dieser rothaarige!

Doktors Feierabend? –Elternabend!

Es gibt Tage, da hat man wirklich hart gearbeitet und freut sich trotzdem nicht auf den Abend. Das liegt daran, dass dieser Abend dann nicht Feierabend, sondern Elternabend heißt. In den letzten Jahren hatte ich mich ziemlich erfolgreich darum gedrückt. Auch dieses Mal überlegte ich schon Wochen vorher, was mir wohl wieder dazwischenkommen könnte. Irgendwelche Naturkatastrophen lagen nicht an, das Klima war derzeit recht gemäßigt. Auch der aktuelle Fluglotsenstreik taugte nicht, da zwischen unserem Wohnort und der Schule nun mal keine Flugverbindung bestand. So blieb mir nur, einen Arztkollegen krank werden zu lassen, den ich unbedingt vertreten musste.

Aber meine durchtriebene Frau behauptete sofort, genau diesen Kollegen heute kerngesund und munter in der Stadt getroffen zu haben. So musste ich wohl oder übel meine herbe Niederlage eingestehen und das hieß: Elternabend.

Nun hat die Klasse meiner jüngsten Tochter zu allem Unglück eine sehr strebsame Lehrerin abbekommen, Fachbereich Deutsch/Kunst, der es ein Herzensbedürfnis ist, den Kindern an solchen Abenden eine Auftrittsgelegenheit zu verschaffen. Oder anderes ausgedrückt: Ein Kulturprogramm von beträchtlicher Länge sollte uns armen Erziehungsberechtigten den Tagesausklang versüßen. Schließlich stand die Wahl des Elternsprechers an, nebst sieben oder acht Stellvertretern.

Dann war es neunzehn Uhr, die Eltern trudelten nach und nach ein, und die Vorfreude auf den Abend stand ihnen ins Gesicht geschrieben. Alle nahmen auf den viel zu kleinen Stühlen Platz und bewunderten die bunte improvisierte Bühne vor der Tafel, hinter der eine Horde von schnatternden kleinen Künstlern stand und ab und zu ein Instrument fallen ließ.

Nach zehn Minuten einleitender Worte der Klassenlehrerin über Ziel und Zweck der Veranstaltung ging es auch schon los.

Ein dickes Mädchen eröffnete am Keyboard, indem es dieses Ding orchestrale Werke abdudeln ließ und dabei so tat, als würde es dazu spielen (starker, herzlicher Beifall).

Danach beleuchtete eine Gruppe von acht bis zehn Schülern die Geschichte des Schulgebäudes von der Steinzeit bis zur Gegenwart (rauschender Beifall).

Nun war eine blasse Dürre mit Storchenbeinen dran, die ein Stück auf einer Flöte trötete und sich dabei auffällig oft verspielte. Trotzdem saß ihre stolze Mutter triumphierend und mit geschwellter Brust in der ersten Reihe, und das wollte etwas heißen, da die Natur dieser Frau nicht allzu viel zum Schwellen gegeben hatte (höflich-aufmunternder Beifall).

Jetzt war meine Tochter dran. Auch sie strapazierte das Keyboard. Ich sang das etwa fünfminütige Werk innerlich lautstark mit, da ich es in den vergangenen Wochen an die 1.500 Mal gehört hatte und deshalb inzwischen schon ganz gut beherrschte (langanhaltender starker Beifall einer einzelnen Person – meiner Person).

Die meisten Eltern waren nämlich inzwischen in leise Gespräche mit ihren Banknachbarn vertieft, diese Kulturbanausen! Nach zweiundzwanzig weiteren Darbietungen neigte sich das Programm dann auch schon seinem Ende zu (erlöster Beifall aller Anwesenden).

Im Folgenden gab die Lehrerin einen kurzen Abriss des vergangenen Schuljahres von circa einer Stunde Länge. Für mich selbst schränkte sich die Wahrnehmung nun immer mehr ein. Ich verfiel in eine Art Dämmerzustand, begleitet durch ein leise dahinplätscherndes Blu Blu Blu und Bla Bla Bla – bis mich das Unwort des (Schul-)Jahres aus dem wohlverdienten Schlummer riss: „Elternsprecher“. Jetzt wurde es Ernst.

Jedes anwesende Elternteil suchte sich einen Blickpunkt außerhalb des Tafelbereichs, wo die Lehrerin stand. Einige starrten auf an der Wand hängende Krakeleien ihrer Sprösslinge, als wäre hier eine Ausstellung von verschollen geglaubten und erst vor kurzem wiederentdeckten Skizzen von Leonardo da Vinci zu besichtigen.

Ein Vater, den seine beklecksten Hände als Malermeister entlarvten, beklotzte ausführlich die Deckentapete und erstellte in Gedanken schon den Kostenvoranschlag für die nächste Renovierung des Klassenraumes.

Die am Fenster sitzenden Reihen hatten Glück und studierten in aller Ruhe die Auswirkungen des Klimawandels auf drei alte Schulhofbäume.

Ich selbst schaute auf den Boden und fühlte mich ein bisschen an meine eigene Schulzeit erinnert. Gegen Ende des neunten Schuljahres übernachtete unsere Klasse in einer Jugendherberge. Der uns begleitende Sportlehrer ließ es sich dort nicht nehmen, morgens gegen halb sechs Uhr einen Feueralarm auf Probe auszulösen. Da standen wir dann in Nachthemd und Schlafanzug auf dem Hof der Jugendherberge: fünfzehn kichernde Mädchen und vierzehn heftig pubertierende Jungs, die durch Starren auf einen imaginären Punkt und emsiges Kopfrechnen versuchten, die Schwellung in ihrer Schlafanzughose wegzubekommen …

Jetzt jedenfalls, hier auf der Elternversammlung, herrschte eine gespenstige Ruhe.

Niemand wollte es auch nur durch einen Mucks oder eine falsche Geste riskieren, auf sich aufmerksam zu machen.

Endlich hatte die erfahrene Lehrerin die erlösende Idee. Sollten diesen Job nicht praktischerweise die bisherigen (und jetzt durch Blumen von der Tankstelle) entlasteten Elternsprecher weitermachen? Schließlich hatten sie das doch bisher prima hinbekommen und wüssten, wie der Hase läuft.

Die begeisterte Zustimmung von allen nicht betroffenen Personen im Raum ließ den Genannten keine Chance. Sie ergaben sich kampflos ihrem Schicksal.

Nach diesem entscheidenden Vorgang wurden die Vorhaben des nächsten Schuljahres erörtert. Und während einige Eltern erregt darüber diskutierten, ob die Klassenfahrt besser mit dem Bus oder mit der Bahn erfolgen sollte, fielen mir wieder die Augen zu. Mit letzter Kraft schob ich meiner Banknachbarin noch einen selbstdurchschreibenden Notizblock zu. Dann fiel ich in einen wohltuenden Tiefschlaf.

Wie ich nach Hause gekommen bin, weiß ich nicht mehr. Meine Tochter behauptete, eine Frau aus der Nachbarschaft hätte uns mitgenommen, da ich nicht mehr fahrtüchtig gewesen sei. Unser Auto stehe somit noch vor der Schule.

Ich glaubte ihr natürlich kein Wort, erinnerte mich aber, dass eine bezopfte Göre mit einem Notenheft unterm Arm an mir herumzerrte und mich „Papa" nannte. Ich stand auf und ging in die Garage. Tatsächlich, sie war leer.

Während ich nun wutschnaubend ein Taxi rief, beschloss ich, diese Kosten der Schule in Rechnung zu stellen. Schließlich sind diese Elternabende schuld daran, dass sich hier jedes Jahr um diese Zeit das Taxigewerbe gesund stößt.

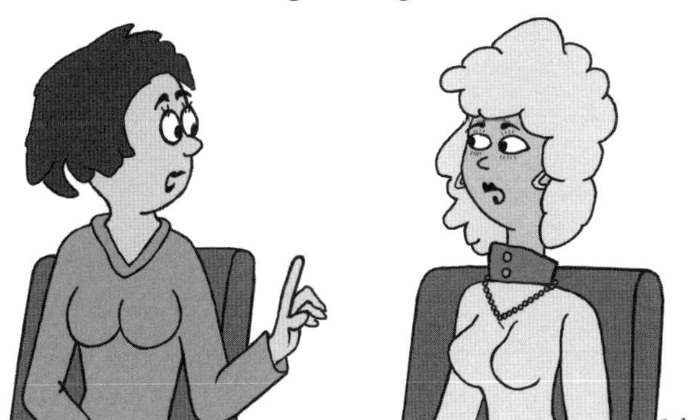

„Kommt Ihr Kind auch in die 2. Klasse?"
„Nein, wir können uns weiterhin die 1. leisten!"

Muskuläre Tanten – Jede Menge NICHTS ANZUZIEHEN

Mehrmals im Jahr kommt es vor, dass meine Frau und ich zu einem Ball gehen. Entweder ist es ein Event unserer Tanzschule, oder es handelt sich mal wieder um einen Wohltätigkeitsball zugunsten der Stadt, weil der Oberbürgermeister dringend Geld braucht.

Und man kann darauf warten: stets kommt meine geliebte Frau einen Tag vorher mit schreckgeweiteten Augen aus dem Schlafzimmer: „Ich haaabe nichts anzuziehen!"

So auch dieses Mal. Ich eilte zu ihr hinauf und öffnete nacheinander ihre Kleiderschränke.

„Da hast du's," rief ich, „zwei Schränke voll mit NICHTS ANZUZIEHEN!"

T-Shirts, Blusen, Hosen, Röcke, Kleider – nicht ein Blatt Papier hätte noch dazwischen gepasst. Wie wollte sie jemals älter werden, wenn sie nicht mal ein Sparbuch unter dem rechten oberen Wäschestapel verstecken konnte, so wie sich das für Großmütter gehörte? Geschweige denn, die mit dem Alter zunehmende Anzahl von Röntgenbildern?

Ich sagte: „Du hast doch so viele Blusen und Hosen …"

„Ich kann doch nicht in Hosen zu einem Ball gehen" erwiderte sie, „wie sieht denn das aus?"

Ich deutete in den Schrank: „Und dieses lange Kleid hier? Hast du es nicht selbst mal als ‚Ballkleid' gekauft?"

„Lange Kleider sind out!", verkündete sie sofort.

Meine Augen begannen zu leuchten: „Dann dieses kleine Schwarze hier …"

Weiter kam ich nicht.

„Du hast doch keine Ahnung, wie es in so einem Ballsaal zieht," rief sie, „und dann müsste ich mir schon wieder die Beine rasieren. Außerdem sehe ich darin fett aus."

‚Du und fett,' dachte ich, ‚wie eine Göttin siehst du darin aus!'

Es war egal. Was ich auch sagte, sie hatte zu allen unpassenden Kleidungsstücken ein passendes Gegenargument.

Natürlich gab es nur eine Schlussfolgerung: Sie brauchte etwas Neues, möglichst schnell, am besten als 24-Stunden-Lieferung von einem Versandhaus …

Ich versuchte, meinen Unmut zu verbergen, aber es gelang mir wohl nicht vollständig.

„Du brauchst dich doch nicht so aufzuregen," sagte sie, „schließlich habe ich dir erst vor zwei Monaten einen neuen Anzug bestellt."

„Ach so?", stutzte ich, „davon weiß ich gar nichts."

Ich schaute in meinem übersichtlichen Kleiderschrank nach und tatsächlich. Da hing er, noch original verpackt in der Liefertüte.

Überhaupt war mein Kleiderschrank gegenüber ihren beiden nahezu ‚leer' zu nennen. Aber dafür konnten wir jedes Jahr gut die Weihnachtsgeschenke darin verstecken. Den neuen Anzug hatte ich noch nicht mal richtig angeschaut. Ich hasste es einfach, irgendwelche Kleidungsstücke auszupacken und anzuprobieren, insbesondere Hemden und Anzüge.

Nun aber schälte ich das teure Ding aus der Tüte. Die Größenangabe stimmte schon mal. Dann zog ich die Hose an, und zog und zog, bis es ein hässliches Rissgeräusch gab. Die Naht war gekommen. Oder anders ausgedrückt: Das Teil war zu klein. Vielleicht war ich auch gewachsen. Oder irgendwelche Chinesen hatten den Anzug genäht und ihre Größe „XL" genommen, also „M" bei uns?

Ich war völlig verwirrt und fertig. Da riskierte ich erst die große Lippe gegenüber meinem Weibe und dann das! Nun musste ich wohl der Wahrheit ins Auge sehen. Ich hatte mich wieder etwas weiter von meinem Idealgewicht entfernt. Besser gesagt, mindestens eine Kleidergröße.

Erschöpft fiel ich auf meinen Teil des Ehebettes und schloss die Augen.

Ich erinnerte mich, wie ich einst bei meiner Großmutter am Tisch gesessen hatte. Es war kurz nach Weihnachten. Ich war etwa zehn Jahre alt, bereits damals von recht stattlicher Figur und ihr Lieblingsenkel, weil ich immer alles so schön aufaß.

Oma hatte ihre zwei dicken Freundinnen Elli und Ruth zum Kaffee eingeladen, und das konnte man wortwörtlich nehmen. War Großmutter schon eine recht korpulente Frau, so brachten ihre Busenfreundinnen jede noch gut ein Drittel mehr auf die Waage.

Irgendwann sagte Elli dann so etwas wie: „Ich bin über die Feiertage wieder etwas stärker geworden. Ich weiß nicht, andere können essen und essen, und ich brauche die Torte nur anzuschauen."

Ruth pflichtete ihr bei: „Ja, ja, ich werde zur Zeit auch wieder etwas kräftiger."

Das war für mich, als zehnjähriger Steppke, der Punkt, einzuhaken: „Tante Elli, wenn du stärker geworden bist, dann zeig doch mal deine Muskeln!"

Ich krempelte mir schon erwartungsvoll den Ärmel hoch. Es war für mich klar: Wenn jemand so etwas behauptete, dann musste unbedingt der Bizeps verglichen werden. So war es bei uns Jungen üblich.

Tante Elli schaute mich mit drohend-forschendem Blick an, und ihre Augen schienen zu fragen: ‚Konnte oder wollte mich dieser kleine Stänkerbolzen nicht verstehen?'

Sie entschied sich für „konnte". Überlaufend vor gütigem Verständnis erklärte sie mir, dass man bei Frauen die Muskeln nicht so sieht, wenn sie stärker werden.

Ich gab aber keine Ruhe: „Komm, Tante Elli, wir machen Armdrücken!"

Nun begann sie, ernsthaft böse zu werden. Aber bevor die Situation eskalieren konnte, mischte sich Tante Ruth ein: „Müssen kleine Jungs wie du nicht langsam ins Bett? Es ist doch schon dunkel …"

Freilich war es schon dunkel. Anfang Januar ist es seit sechzehn Uhr schon dunkel und jetzt war es gerade mal siebzehn Uhr durch.

Ich protestierte heftig. Meine Oma war hin und her gerissen zwischen dem verständlichen Wunsch ihres Enkels, eine so plötzlich zunehmende Stärke überprüfen zu wollen und der Gefahr, ihre Freundinnen zu verlieren.

So entschied sie sich gegen mich, und ich musste leider ins Bett. Grollend stapfte ich ins Schlafzimmer, nicht ohne Tante Elli und Tante Ruth noch je eine Wallnuss in den Stiefel zu tun. Entsprechende Schmerzensrufe quittierten mir zwei Stunden später den Empfang.

„Joeeerg!", rief, jetzt wirklich sauer, meine Oma …

„Joeeerg!", rief meine Frau mich nun bereits zum dritten Male. Ich war wohl in Folge des Stresses eingeschlafen.

Nun musste ich meiner Frau die Sache mit dem Anzug wohl oder übel beichten. Natürlich nicht, ohne auf die falschen Größen der Chinesen zu schimpfen.

Kurz und gut, meine Frau frönte dem Bestellwesen. Ich bekam einen neuen guten Anzug und meine Schönste eine riesige Auswahl an Kleidern, Blusen, Unterwäsche und Schmuck und was der Katalog sonst so hergab. Und da die versprochene 24-Stunden-Lieferung dieses Mal auch wirklich nur einen Tag dauerte, waren wir pünktlich zum Ball reich an Waren sowie eingekleidet.

Leider schien es meine Frau wieder etwas übertrieben zu haben, denn am nächsten Tag stand in der Zeitung, dass ein großes deutsches Versandhaus nur deshalb vor der Insolvenz gerettet wurde, weil ein (wohl recht vermögender) Privatkunde das gesamte Lager aufgekauft hatte. Erstaunlicherweise wusste der Packdienst des Versandhauses sofort Bescheid, obwohl eindeutig auf dem Bestellschein gestanden haben soll: „NICHTS ANZUZIEHEN“

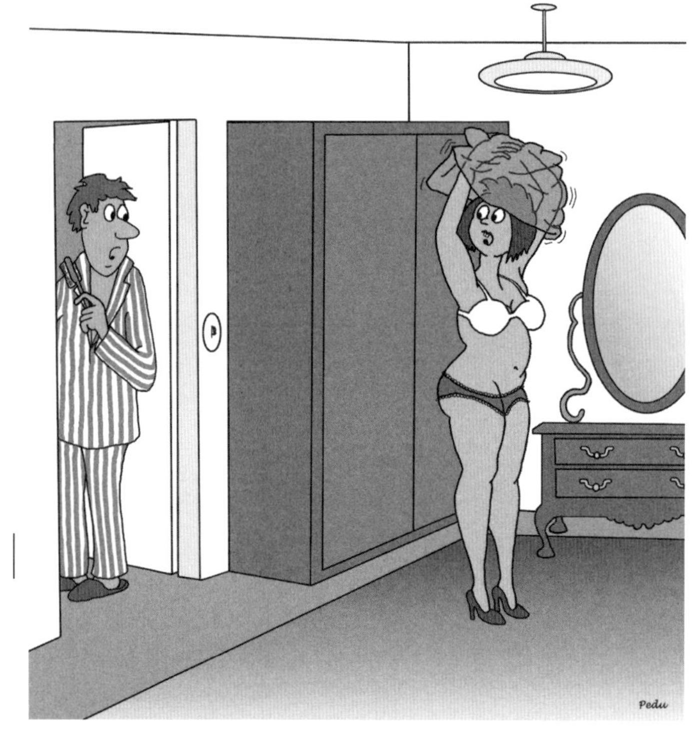

„Was hast du denn da für'n Fummel an?”
„Das Höschen? Das habe ich im Auto gefunden!”

Als Hausarzt auch zu Haus Arzt – Die iPod-Katastrophe

Es gibt gewisse Dinge, die lassen sich nicht verhindern. Zum Beispiel der menschliche Fortschritt. Besonders, wenn dieser in Form von hochgerüsteten mp3-Playern auftritt. So auch bei meiner zwölfjährigen Tochter. Das Zauberwort hieß „iPod“.

Alle ihre Freundinnen hatten einen, auch die Geschwister der Freundinnen hatten einen, vereinzelt sogar deren Haustiere. So setzte Janice, die allerbeste ihrer besten Freundinnen des öfteren ihrem Hund Leopold die Kopfhörer auf, worauf dieser dann den neuesten Song der aktuellen Boy-Group mitbellte.

Es schien, als wäre ganz Deutschland von einem Überall-und-ständig-Musik-hör-Virus befallen worden.

Jedenfalls stand auf dem weihnachtlichen Wunschzettel meiner Tochter nur ein Wort: „iPod“. Und Oma folgte diesem Hilfeschrei einer kindlichen Seele, da sie auch den Eindruck hatte, dass sich ihr Lieblingsenkel über den Dreierpack bunter Strumpfhosen nicht mehr so freute wie früher.

Nun also lag das Gerät auf dem Gabentisch, klein, weiß und unscheinbar. Aber es sollte unser Leben völlig verändern.

Unsere Tochter war fortan nicht mehr unsere Tochter und auch sonst niemandes Tochter oder Enkelin mehr. Ab sofort gehörte sie dem iPod.

Bereits morgens auf dem Schulweg bestöpselte sie ihre Ohren und war fortan nicht mehr zu sprechen für ihren Chauffeur – also mich. Dies wurmte mich spätestens dann, als sie zum zweiten Mal ihre Schultasche zu Hause stehen ließ, und wir vor dem Eingang der Schule umdrehen mussten, um sie zu holen.

In der Schule waren iPods streng verboten, da die Pisa-Studie ergeben hatte, dass deutsche Kinder auch ohne diese Dinger schon kaum etwas zustande brachten.

Aber, wie die Lehrerin auf einem Elterabend berichtete, trat zunehmend etwas auf, was man als „Syndrom der letzten Stunde“ bezeichnen könnte. Dies äußerte sich durch eine allgemeine Unruhe, insbesondere bei den iPodianern. Also bei nahezu allen. Außerdem klagte viele Kinder über Kopfschmerzen, Händezittern und Übelkeit, was einen sofortigen Toilettenbesuch erforderlich machte. Die Mädchen bekamen plötzlich jeden zweiten Tag das erste Mal ihre Regel, und die Jungen jeden ersten Tag Durchfall.

Eines Tages, als die Lehrerin mit gerade noch drei Kindern im Klassenraum saß, weil alle anderen die Regel oder Durchfall hatten, platzte ihr der Kragen. Sie schaute auf den Toiletten nach und siehe: Da standen die Kids wie aufgereiht mit ihren weißen Stöpseln im Ohr. Und da sie hörten, aber nicht störten, fiel es auch niemandem auf. Lediglich einige Gliedmaßen zuckten im Rhythmus der harten Beats. Ansonsten herrschte eine gespenstische Ruhe.

Ab sofort wurden alle Toiletten, ja sogar der Schuleingang mit iPod-Detektoren ausgestattet, die laut Alarm schlugen, wenn so ein Gerät auch nur zu piepsen wagte.

Außerhalb der Schule jedoch war die Ohrstöpselitis nicht zu stoppen. Überall sah man Menschen, die mit leeren verdrehten Augen daher kamen und nicht links und nicht rechts schauten. Manche Politiker verlangten bereits, dass Verkehrsampeln bei Rot einen ätzenden Geruch absondern sollten, damit die iPod-Träger wenigstens auf diese Art abgehalten wurden, widerrechtlich die Straße zu überqueren.

Auch bei meiner Tochter wurde die Sache immer prekärer. Eines Tages musste ich sie von einem dreißig Kilometer entfernten dörflichen Haltepunkt der Deutschen Bahn abholen. Anstatt mit dem Bus nach Hause zu kommen, war sie in den Zug nach Berlin gestiegen. Der Schaffner griff sie dann ohne gültigen Fahrausweis auf und setzte sie am nächsten Bahnhof aus. Auf eine Geldstrafe verzichtete er nur, weil sie ihm exzellent die Vorteile und Funktionsweise eines iPods erklären konnte.

Es folgte eine kurze iPod-Abstinenz durch elterliches Eingreifen – wir hatten ihr den Nervtöter weggenommen – mit massiven Entzugserscheinungen. Diese äußerten sich vor allem durch Musikhören in exorbitanter Lautstärke aus konventionellen Radios und CD-Playern. Meine genervte Frau und ich kamen zu nichts mehr, und das geheime Lager der eingezogenen Musikwiedergabegeräte wuchs bedrohlich an.

Als wir unsere Tochter schließlich beim Ausbauen unseres Autoradios erwischten, gaben wir auf und ihr den iPod zurück, verbunden mit tausend Versprechungen ihrerseits, es nicht mehr zu übertreiben.

Es folgte die Phase der tausend Ausnahmen von den tausend Versprechen. Oder anders ausgedrückt: Es war alles wie vorher, nur schlimmer.

Sie ging mit dem Ding ins Bett und stand mit ihm auf. Im Zeichenunterricht in der Schule malte sie gelbe Bäume und blaue Wiesen, und Vogelgezwitscher identifizierte sie allen Ernstes als Katzengeräusche. Sie kam einfach nicht mehr dazu, Augen und Ohren auf ihre Umgebung zu richten, geschweige denn auf Mutter Natur. Dafür stand sie in Musik auf Eins, weil sie die ersten zwanzig Plätze der aktuellen Pop-Charts nachsingen konnte. Wie uns berichtet wurde, beherrschte sie sogar das legendäre Zungenrollen von Britney Spears.

Schließlich ging sie sogar mit dem Player duschen, nachdem sie sich eine Spezialhaube aus Lidl-Tüten dafür gebastelt hatte.

Eines Tages jedoch war es passiert. Mit tränenerstickter Stimme stand sie in der Tür: „Papaaa, ich bekomme die Stöpsel nicht mehr aus den Ohren.“

Wir suchten einen HNO – Arzt auf und der diagnostizierte: „Immer das Gleiche. Ohrhörer eingewachsen. Operation unumgänglich.“

Der Eingriff in unserer städtischen Klinik verlief problemlos. Da im Paketpreis inbegriffen, nahm man ihr gleich noch die Mandeln heraus und richtete die Nase. Nachdem alles abgeschwollen war, durfte sie wieder nach Hause.

Aber irgendwie sah sie merkwürdig aus. Die Eingänge der Ohren waren nun deutlich größer, da die Ohrstöpsel herausgeschält werden mussten. Das hatte aber auch Vorteile, denn jetzt konnte sie in den Gehörgängen sogar Dinge aufbewahren, wie zum Beispiel die Hülle ihres Füllers nebst zwei Ersatzpatronen oder das Essengeld. Leider wahrscheinlich auch den einen oder anderen Spickzettel.

Ihren iPod jedoch wollte sie nicht mehr sehen, geschweige denn benutzen.

Dafür hat sie sich nun beim Film beworben, denn sie hörte, dass in naher Zukunft eine Neuauflage von „Raumschiff Enterprise“ geplant sei. Ähnlich wie in den modernen „James Bond“-Filmen, wo „M“ eine Frau ist, soll es dort jetzt eine „Missis Spock“ geben. Und selbst, wenn sie für diese Hauptrolle noch zu jung ist, für eine Nebenrolle als Außerirdische sollte es auf alle Fälle reichen.

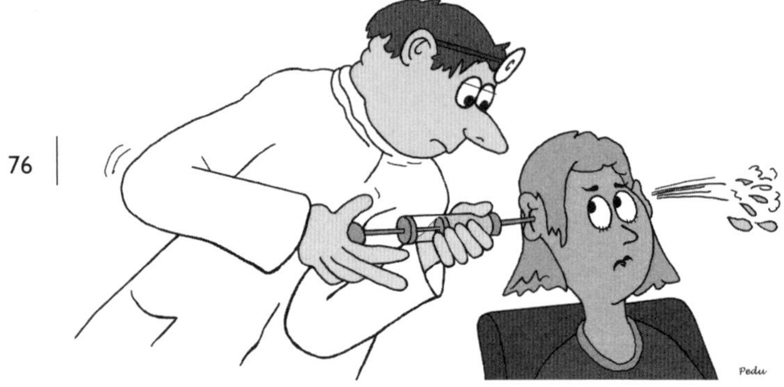

Der Medizin-Mann als Kauf-Mann – Supergau im Supermarkt

Wenn Frauen einkaufen gehen, und damit meine ich nicht das bummelnde Schoppen durch die Innenstadt, sondern den Alltagseinkauf im Supermarkt, dann bedeutet das meist nichts Gutes.

Nicht nur, dass sie doppelt so lange brauchen wie wir Männer. Auch Geld scheint plötzlich keine Rolle mehr zu spielen. Wenn sie zurückkommen, dann lässt einem schon ihr lockender Ruf an der Tür das Blut in den Adern gefrieren: „Schatz, hilfst du mir mal beim Reintragen?!"

Neulich brauchte meine Frau knapp zwei Stunden, was für sie schon rekordverdächtig schnell war. „Kaum weg", öffnete sich die Wohnungstür wieder, der Hilferuf erklang, und ich schleppte viele buntgefüllte Einkaufskisten in die Wohnung.

Und was hatte sie nicht wieder alles gefunden: Lebensmittel aller Sorten von verschiedenen Marken („… damit wir mal vergleichen können …"), Kerzen und weitere tausend Kleinigkeiten zur Steigerung der Wohnlichkeit („… so was seht ihr Männer ja nicht …"), Weißmacher für die Wäsche, obwohl unser bisher benutztes Waschmittel bereits weißer als weiß wäscht („… davon hast du keine Ahnung …"), edles Katzenfutter in der Deluxe-Packung, Jeans und T-Shirts für die Töchter der Familie und die Mutter der Töchter, aber auch Strümpfe, Schuhe, Zahnbürsten und – 24 Kompottschälchen.

Irgendetwas zwang mich wider besseren Wissens, eine Diskussion in Gang zu bringen: „Um Gottes Willen! Hast Du denn den anderen Leuten im Supermarkt überhaupt nichts übriggelassen?" Dies sollte ein witzig verpackter Ruf des Entsetzens und der Beschwerde sein. Aber meine energische Frau fuhr sofort die Stacheln aus: „Was soll denn das heißen?"

Nun stürzte ich mich wohl oder übel ins Scharmützel: „Wozu brauchen denn alle Frauen dieser Familie schon wieder eine Kompletteinkleidung? Eure Schränke platzen doch schon aus allen Nähten?“

Meine Frau konterte knallhart: „Ja, wenn es nach dir ginge, dann würden unsere Kinder nackt herumlaufen. Du kümmerst dich ja nicht darum, ob sie etwas anzuziehen haben. Und ich kann auch nicht immer dieselben Sachen tragen, auch zu Hause nicht. Ich gehe nun schon nicht jeden Tag in Boutiquen, wie all die anderen Frauen …“

Völlig verschüchtert, traute ich mich noch, nach dem Sinn neuer Kompottschälchen zu fragen, da wir doch eigens ein Küchenfach für solche Schälchen haben. Und das war eigentlich voll.

Sofort kam die ganze Breitseite weiblicher Argumentation: „Wenn du die Kompottschälchen immer in den Geschirrspüler tust, dann wird das Glas blind, und sie sehen nicht mehr gut aus. Dann brauchen wir eben neue. Wenn Besuch kommt, dann schämt man sich ja in Grund und Boden!“

Ich gab jeden Widerstand auf. Mich hätte so ein armes blindes Kompottschälchen überhaupt nicht gestört. Hauptsache, es hält meinen Pudding fest, bis ich ihn ausgelöffelt habe.

Gekauft waren die Dinger jetzt sowieso. Und da es zwei Geschirrspüler in unserer Familie gibt, nämlich meinen elektrischen Kollegen und mich, verbuchte ich die Schälchen also auf meiner Haben-Seite.

Das Einkaufsverhalten der Männer ist ein grundsätzlich anderes als das der Frauen. Es ist gekennzeichnet durch Vernunft, Zielstrebigkeit und Effizienz.

Als erstes erfolgt, noch im häuslichen Milieu, eine genaue Bestandsaufnahme. Das heißt, man inspiziert die verschiedenen Lagerstätten für Lebens-, Wasch- und Futtermittel. Was muss aufgefüllt oder ersetzt werden?

Aus diesen Erkenntnissen heraus wird zweitens ein Einkaufszettel erstellt. Dieser ist fortan ein kostbares Gut, und kein Mann gibt ihn jemals wieder aus seinen Händen, bis er den Supermarkt erreicht hat.

Der Einkaufszettel dient auch dem Selbstschutz des Einkäufers, wenn es mal etwas nicht gab. Denn dann heißt es sofort: „Das hast du vergessen!"

Jeder Mann weiß, Frauen zögern nicht, ihn auch ein zweites Mal zum Einkaufen zu schicken, und wenn es wegen ein paar fehlender Pimentkörner ist.

Drittens sind wir Männer auch im Supermarkt wesentlich disziplinierter und weitsichtiger. Wo Frauen scheinbar ziellos zwischen den Regalen herumstochern und nach den bunten Waren picken wie die Hühner nach den Körnern, haben wir unseren Weg schon in allen Einzelheiten vorausgeplant. Jeder Artikel auf unserem Einkaufszettel ist der richtigen Abteilung zugeordnet und die kürzeste Strecke dahin bestimmt. So kommen wir unbeirrt von A wie Apfelsaft bis Z wie Zucker. Es wird nichts zuviel gekauft und nichts zuwenig.

Nun, das nächste Wochenende rückte heran, und da ich zu Hause war, wurde beschlossen: Papa kauft ein. Irgendwie war ich es meiner geschundenen Seele auch schuldig, es den Frauen dieser Familie und mir selbst zu beweisen: Wir Männer sind die besseren Einkäufer und trotz Schnelligkeit und Effizienz können wir alles richtig besorgen, was notwendig ist.

Nachdem ich am Freitag etwa zwei Stunden Inventur gemacht hatte, war mein Einkaufszettel ein Musterbeispiel an gewissenhafter Planung, mein Weg zu den gewünschten Waren genauestens eingezeichnet und vermessen. Nichts war dem Zufall überlassen. Mehrmals überprüfte ich alles, indem ich meine Tochter spontan Lebensmittel nennen ließ und diese in Millisekunden der richtigen Abteilung auf meinem Einkaufszettel zuordnen konnte.

Sogar den richtigen Kassiererinnentypus hatte ich schon mit eingeplant.

Die für uns Männer ideale Supermarktkassiererin ist Mitte vierzig, ihre Kinder sind schon aus dem Gröbsten raus, und sie hat genügend Berufsjahre auf dem Buckel, um unsere männliches Einkaufsverhalten so zu akzeptieren wie es ist.

Erwischt man eine junge, durchtrainierte und vielleicht noch hochmotivierte Kraft, dann beginnt sie schon zu scannen, kaum das die ersten Waren auf dem Band liegen. In der Ablage der Kasse sammelt sich dann alles in wildem Durcheinander, was schon perfekt vorsortiert war – ein Grauen für jeden Mann, der die Waren nun in Windeseile in den Korb zurückschaufeln muss.

Eine zu alte Kassiererin dagegen sieht meist schlecht und hat auch schon Probleme mit der Feinmotorik, so dass sie viel Zeit braucht, um einen Strichcode überhaupt zu finden und dann auch noch in die richtige Richtung zu drehen.

Die Mitte-Vierzig-Jährige jedoch wird geduldig warten, bis alles auf dem Band liegt, um es dann zügig, aber mit professioneller Ruhe und Kaltblütigkeit zu scannen. Der männliche Einkäufer kann dann alles wieder exakt so in den Korb legen, wie er es gleich beim Umschichten in sein Auto brauchen wird. Dafür erntet diese erfahrene Kassiererin von uns Männern anerkennende Blicke und gelegentlich sogar eine lobende Äußerung über ihre Frisur. Nach dem Bezahlen geht man mit einem Lächeln auseinander, von Profi zu Profi sozusagen.

Am Samstagmorgen war es dann so weit.

Gegen neun Uhr kam ich im Supermarkt an. Auch dies war geplant, denn um diese Zeit sind die Frühaufsteher-Kunden schon durch und die Normaleinkäufer schlafen noch, diese Dillmützen.

Was mich jedoch an diesem Tag im Supermarkt erwartete, war ein Alptraum.

Im Rahmen einer dreitägigen Inventur hatte der Marktleiter – ein Mann! – angeordnet, dass alle Abteilungen innerhalb des Marktes ihren Standort wechseln sollten. Wo sich gestern noch Toilettenpapier türmte, lagen heute „Brötchen – ofenfrisch auf den Tisch“.

Völlig verstört irrte ich durch die Gänge, gewissermaßen auf Nahrungssuche. Nichts war mehr, wie ich es kannte. Den anderen männlichen Kunden dieses Marktes erging es ähnlich. Hinter mir stopfte sich ein fluchender Bauarbeitertyp seinen Einkaufszettel in den Mund und fraß ihn auf.

Für die wenigen Frauen hatte sich eigentlich nichts geändert. Sie stocherten zwischen den Regalen herum so wie immer, pickten hier etwas und da etwas hervor. Wir Männer dagegen waren wie ein Rudel hungriger Wölfe, das ums Überleben kämpft und sich um die Früchte des Vorausplanens geprellt sah.

Zwei lange Stunden des Suchens und schließlich irgendwo Findens vergingen, ehe ich endlich mit meinem Korb in Richtung Kassen rollen konnte.

Aber was war das? Von den zehn vorhandenen Mautstellen waren nur ganze drei geöffnet! Lange Schlangen hatten sich gebildet. Wie mir Frau Hirnstetter aus unserer Straße, die leider vor mir stand, berichtete, hatte eine Magen-Darm-Erkrankung nahezu alle Kassiererinnen dahingerafft oder zumindest kassierunfähig gemacht.

Merkwürdigerweise war auch der Besitzer des Hähnchenstandes vor dem Supermarkt samt seinem Wagen und zwanzig Hähnchen verschwunden. Die Marktangestellten pflegten, dort zu Mittag zu essen.

Nach einer weiteren Stunde, in der ich das Geschwätz von Frau Hirnstetter ertragen musste, war ich dann auch schon dran.

An Stelle meiner Mitte-Vierzig-Jährigen saß an der Kasse eine ältere, bereits berentete und nun zurückgeholte Kassiererin, auf deren Nase eine dicke Brille thronte. Frau Hirnstetter berichtete mir, dass die sonst hier sitzende Chefkassiererin ausgerechnet heute frei hätte, weil sie das zweite Mal heiratete. Der Glückliche sei ein langjähriger Kunde, der sie jahrelang umgarnt hatte, indem er beim Kassiervorgang lautstark ihre Frisur lobte …

Meine Aushilfskassiererin – ich nannte sie Senior-Rita, ging nun auf Code-Suche, und schon eine weitere Stunde später stand ich vor meinem Auto, bereit alles einzuladen und heimzufahren.

Zu Hause empfing mich meine besorgte Frau. Sie hatte bereits eine Vermisstenanzeige aufgegeben. Klar, bei vielen Männern reichte schon das Zigarettenholen, um für immer zu verschwinden. Ich aber hatte einen ganzen Familieneinkauf zu erledigen.

Unwirsch schaute sie dabei zu, wie ich alles auspackte: „Vier Stunden einkaufen – das ist mir noch nie passiert. Du hast doch nicht etwa eine andere?"

Ich verneinte entschieden. Als ich endlich alles in den Vorratskammern verstaut hatte, fragte sie suchenden Blickes: „Und wo sind die Pimentkörner? Ich brauche sie zum Kochen. Schließlich sind es deine Eltern, die morgen zum Essen kommen."

Ich erstarrte: „Geliebtes Weib, Piment stand nicht auf meinem Einkaufszettel!"

Sie nahm mir den Zettel aus der Hand und drehte ihn triumphierend um: „Und was ist das?"

Die Rückseite! Sie hatte es auf die Rückseite geschrieben! Mit tränenverhangenen Augen packte ich still eine Thermosflasche mit heißem Kaffee, einen Roman mit 600 Seiten und einen Klappstuhl zusammen. Denn ich wusste, was sie als nächstes sagen würde: „Da musst du jetzt noch einmal hin, in den Supermarkt!"

Der Arzt als Wetter – Dreißig Millionen Euro

Der Lotto-Jackpot unserer staatlichen Lotteriegesellschaft war auf dreißig Millionen Euro angeschwollen und wabbelte wie ein fetter Koloss durch alle Medien und Gespräche. Von nichts anderem war mehr die Rede. Dreißig Millionen Euro, dieser Brocken machte die Menschen fiebrig und nervös.

Zunehmend traf dies auch auf meine sonst recht rationale Frau zu, und so sagte sie schließlich zu mir: „Bei einem solchen Jackpot sollten wir auch mal wieder spielen, meinst du nicht?“

Wenn sie „wir“ sagt, meint sie: „Mann, du bezahlst den Einsatz; der Gewinn geht an alle …“ Natürlich behielt ich das für mich, lächelte milde und erwiderte: „Schatz, ich dachte immer, wir hätten Glück in der Liebe und Pech im Spiel. Jedenfalls hast du das letzte Woche noch behauptet.“

„Ja“, sagte sie, „das haben wir ja auch. Aber bei dreißig Millionen Euro? Außerdem schnarchst du seit einigen Wochen nachts, und ich bin dann immer unausgeschlafen und müde. Vielleicht verlagert sich ja das Glück nun doch langsam mehr in Richtung Spiel – in deinem Alter …“

Ich war ziemlich erschüttert nach diesen Äußerungen. Aber ich beschloss, es zu ignorieren, dass sie meinen leider chronischen, allergischen Schnupfen nicht als ernstzunehmende Krankheit ansah und mir stattdessen vorwarf, dass ich vier Jahre älter war als sie. Da schnarcht man eben nun mal ab und zu.

Auch Frauen tun das, besonders wenn die Wechseljahre vor der Tür stehen!

Sie hätte mich aber auch gar nicht zu bitten brauchen, Lotto zu spielen. Denn dreißig Millionen Euro sind schon eine Summe, wo es sich auch für Profis lohnt, einzusteigen.

Also stieg ich ein und zwar mit einem ganz individuellen, und von mir in vielen Jahren perfektionierten System. Nein,

ein bis zwei Milliönchen waren es nicht wert, mit diesem todsicheren Zahlengeflecht in den Ring zu klettern und den armen Rentnern ihren kargen Gewinn streitig zu machen. Aber dreißig Millionen Euro – da hörte der Spaß auf.

Mein System bestand aus genau sechs Zahlen und einer Zusatzzahl, die ich durch jahrelanges Beobachten und Kombinieren von tatsächlich gezogenen Lottozahlen herausgefiltert hatte. Diese sieben Zahlen hatten Teststrecken durchlaufen, Computer zum Glühen gebracht und Ablagen gefüllt. Ja, sie waren sogar mit gewaschen worden, als Schnipsel in einer meiner streng geheimen Hosentaschen. Sie hatten allen Härten getrotzt, Katastrophen überstanden und sich in meinem Inneren festgesetzt. Ich hatte sie sogar mehrmals geträumt, verschlüsselt zwar in Form gänzlich anderer Zahlen. Aber durch geschicktes Subtrahieren und Multiplizieren gelang es, sie immer wieder herauszuschälen, und klarer als je zuvor signalisierten sie mir jetzt: „Wir sind die Richtigen, liebes Genie! Tippe uns!"

Ha, nun möchte so mancher arme Tropf diese Zahlen sicher gerne erfahren, aber das geht nicht. Ich habe mir die ganze Mühe gemacht, jetzt will ich auch die Ernte einfahren! Und genau dieser Jackpot war es nun wert: dreißig Millionen Euro und keinen verdammten Cent weniger.

Natürlich hatte ich den erwarteten Gewinn auch schon bis ins Detail verplant.

Nein, ich würde nicht derjenige sein, den der Glücksbote der Lottogesellschaft unvorbereitet überraschte.

So hatte ich bereits Verbindung mit einem Makler aufgenommen, um das leer stehende Nachbargrundstück zu kaufen. Ich brauchte es zwar eigentlich nicht, aber welcher Multimillionär hat es schon gern, wenn sich die Neider am Zaun die Nase platt drücken. Da kaufe ich es doch lieber gleich. Man könnte es später ja immer noch für ein privates Schwimmbad nutzen oder einen Tennisplatz anlegen lassen.

Als nächstes beschloss ich, nun doch vom Kauf eines Kleinflugzeuges abzusehen und dafür lieber gleich einen Airbus zu bestellen. Klar, man müsste auf unserem lokalen Flughafen die Landebahn verlängern, aber nur um ein paar hundert Meter.

Die Laubenpieper ringsum dürften bleiben. Sie sollten aber dafür schon bereit sein, die zehn oder zwanzig Exemplare ihrer Spezies bei sich aufnehmen, die dem Flughafenausbau weichen müssten. Ja, und der Lärm?

Da sollte sich eigentlich niemand drüber aufregen. Ich würde mich, bis auf wenige Ausnahmen, an das Nachtflugverbot halten. Und schließlich machten sie ja selbst genug Krach mit ihrem dauernden Rasenmähen. Sie könnten stattdessen mal was Nützliches tun, zum Beispiel meine Landebahn fegen.

Ach so, eine Million würde ich auch noch an die Verwandtschaft verteilen. Oder sagen wir einhunderttausend, sonst werden die alle noch größenwahnsinnig. Die engere Verwandtschaft, also meine Frau und die Kinder, werden natürlich bevorzugt entgolten.

Und dem Zoo würde ich ein neues Tiergehege spendieren – nun nicht gleich eins für die Elefanten, wohl aber für die Zwerghasen. Die haben früher meinen Kindern immer so viel Spaß bereitet. Außerdem schmecken sie, wenn man sie nicht zu lange brät.

Da nun der Nutzungsplan meines exorbitanten Gewinnes feststand, entschloss ich mich gut gelaunt, den Schein zur Annahmestelle zu bringen. Es war Mittwoch, am späten Nachmittag, die Ziehung würde in wenigen Stunden über die Bühne gehen, das Feuerwerk war besorgt und der Sekt kaltgestellt.

An der Annahmetheke herrschte großes Gedränge. Alle wollten noch spielen, als hätten sie nicht die ganze Woche dazu Zeit gehabt.

Ich wischte all die Looser-Scheine beiseite und legte meine Goldpapierchen zurecht. Die Angestellte scannte sie ein, nicht ahnend, dass ihr ein baldiger Multimillionär gegenüber stand. Dann wäre sie sicher wesentlich zuvorkommender gewesen und hätte mir zumindest knicksend die Tür aufgehalten.

Schließlich war der große Augenblick der Ziehung herangerückt, und nichts ging mehr.

Was dann passierte, war ein Alptraum.

Nicht eine einzige Zahl stimmte mit meinen überein, nicht – eine – einzige – Zahl!

Ich war am Ende. Das konnte nicht sein! Das gab es nicht! Irgendwelche finsteren und wahrscheinlich mafiösen Elemente hatten das Ziehungsgerät manipuliert. Oder es steckte dieser chronisch knappe Gesundheitsminister nebst seinen ständig klammen Krankenkassen dahinter. Oder der Teufel persönlich, was weiß ich …!

Irgendwann wachte ich wieder auf und blickte in die gütigen Augen einer Rettungssanitäterin, die mir eine Sauerstoffmaske aufs Gesicht drückte. Von ganz weit her hörte ich, wie dieser Engel zu meiner Frau sagte: „Das ist heute nicht der Erste, den wir wiederbeleben mussten. Übrigens alles Männer. Man sollte diese hohen Jackpots endlich abschaffen."

Meine Frau nickte und sagte einen wunderbaren Satz: „Wir haben eben Glück in der Liebe …" Wie Recht es damit hatte, dieses rehäugige Wesen.

Die Menschen sind heutzutage wirklich viel zu gierig!

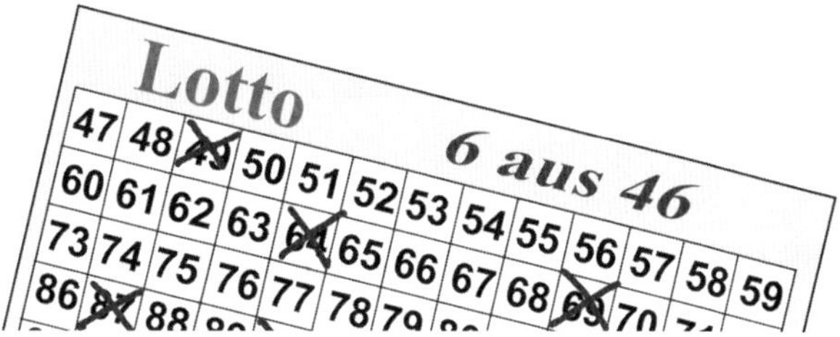

Einmal Silvester – hin und zurück

Der Wetterbericht unseres Regionalsenders hatte einen grünen Jahreswechsel vorhergesagt. Folglich begann es am 30. Dezember zu schneien, und es hörte nicht mehr auf.

Wir hatten schon lange vorher beschlossen, diese Silvesterfeier als Geschwistertreffen und Wiedersehensfeier zu begehen, und zwar in Zeitz, einer kleinen Stadt in Sachsen-Anhalt.

Da Silvester in diesem Jahr zu allem Unglück auch noch auf ein Wochenende fiel, war es den Jungs vom Straßendienst nicht zu verdenken, dass sie bei ihren Familien sein wollte. So war eine Reise mit dem Auto unmöglich.

„Daheimbleiben kommt nicht in Frage!“, entschied meine alles entscheidende Frau, „wir fahren mit der Bahn.“

Nun, wir waren seit Jahren nicht mehr Bahn gefahren, obwohl uns große Werbekampagnen dieser Gesellschaft dazu verleiten sollten.

„Umweltschonend reisen!“ stand zum Beispiel auf riesigen Plakaten oder „Entspannt ankommen“. In einem Fernsehwerbespot nervte ein Enkel seinen Großvater damit, dass er alle Ankunftszciten dcr ICE's auswendig kannte, während bei Opa der Kalk rieselte, infolgedessen er nicht mal die Ankunftszeit des Zuges wusste, in dem er nebst Enkel gerade saß.

Kurz und gut, am Silvestermorgen stiegen wir also in den Zug und – staunten.

Geräumige Abteile mit bequemen Sitzen, alles blitzsauber und warm und ein Schaffner, neuerdings Zugbegleiter genannt, der freundlich „Guten Morgen“ sagte … unglaublich!

Kaum waren wir losgefahren, meldete sich über Bordfunk auch schon der Kapitän, besser gesagt, der Lokführer. Wie im Flugzeug säuselte er uns ein „Guten Morgen, mein Name ist … ich freue mich, Sie in unserem … begrüßen zu dürfen …“

ins Ohr, und der Zugbegleiter stand bereits mit frischem Kaffee in der Tür. Nur der horrende Preis des Heißgetränkes hinderte uns daran, sofort mehrere Tassen davon in uns hineinzukippen.

Insgesamt gewannen wir den überzeugenden Eindruck, dass sich die Bahn grundlegend verändert zu haben schien – jedenfalls während der ersten dreißig Kilometer.

Draußen tobten schneiend die Elemente. Wir saßen geborgen im warmen Abteil, das wir ganz für uns hatten und nur ein lautes „Törrröööh“ von Benjamin Blümchen erinnerte uns daran, dass wir in Begleitung unserer Kinder waren, deren jüngstes einen Recorder nebst zwanzig Kassetten dieses elefantösen Nerventöters zu Weihnachten bekommen hatte.

Dann hielt der Zug relativ plötzlich an, mitten in einem Waldgebiet und mitten im Schnee, der inzwischen gut einen halben Meter hoch lag.

Wir nahmen es gelassen, es konnte vielerlei Gründe geben. Vielleicht zeigte ein Signal auf Rot, weil ein entgegenkommender Zug ältere Rechte auf Durchfahrt hatte. Oder es stand ein Elch auf den Schienen. Denn solche Tiere soll es inzwischen auch hierzulande wieder geben.

Über den Bordlautsprecher säuselte sogleich und voller Optimismus der Zugführer: „Werte Reisende, wir haben hier einen kleinen Betriebshalt und werden unsere Fahrt in wenigen Minuten fortsetzen.“

Leider vergaß er dann, das Mikrofon abzustellen und so hörte man, wie er seinen Zugbegleiter zu sich rief: „ Paul, komm mal schnell nach vorn! Die Lok brennt!“

Danach erstarb das Motorengeräusch der Lokomotive, was doch so etwas wie Wehmut in uns erzeugte. Schließlich war es ein Symbol des menschlichen Erfindergeistes und pionierhaften Fortschritts, das hier vielleicht für immer verstummt war.

Bereits zwei Stunden und drei Benjamin-Blümchen-Kassetten später und nachdem bereits mehrere Züge auf dem Nachbargleis in unsere Richtung vorbeigefahren waren, wurde eine neue Lokomotive gereicht.

Wir hatten inzwischen beschlossen, zur Stimmungsaufhellung die erste Flasche Sekt, die eigentlich für den nächtlichen Jahreswechsel gedacht war, zu köpfen. Nun bot uns dies genau den richtigen Anlass.

Allerdings gestaltete sich das Auswechseln der Lokomotive offenbar schwieriger als gedacht, weil die kaputte Zugmaschine bereits auf den Schienen festgefroren war. Wir prosteten den draußen fluchend durch den Tiefschnee stapfenden Bahnbeamten aufmunternd zu und sangen: „Wer soll das bezahlen, wer hat so viel Geld …"

Auch unsere Kinder leisteten ihren kulturellen Beitrag gegen die Langeweile.

Unsere Jüngste sang ein Lied von Benjamin Blümchen (von wem auch sonst), wonach ihre große Schwester einen Song von Pink „performte", wie das jetzt bei ihr neuerdings hieß. Unser Sohn zeigte uns einen Handstand und trank dabei ein Glas Saft aus.

Ich entstöpselte die zweite Flasche Sekt. Gemeinsam sangen wir dann: „Das letzte Hemd hat keine Taschen" und im Gedenken an Oma, die leider gerade im Krankenhaus lag: „Mein Darm, der hat zwölf Finger …"

So verging die Zeit wie im Fluge besser gesagt wie im Zuge, als sich nach nunmehr drei Stunden und 20 Minuten derselbe in Bewegung setzte – allerdings in die falsche Richtung. Über Bordfunk ließ uns die genervt-säuselnde Stimme des Kapitäns zur Schiene wissen, dass es nicht möglich gewesen war, das Gleis von der alten Lok zu befreien und wir deshalb erst einmal zurück in die Heimat fuhren. Wir würden aber pünktlich zum Jahreswechsel wieder festen Boden unter den Füßen haben.

Genau das war aber nach der zweiten Flasche Sekt nicht unser Eindruck, und so lachte meine süße Frau ziemlich unmotiviert, als ich meiner Schwester die Absage unseres Kommens ins Mobiltelefon lallte. Ich vertröstete sie und uns auf Ostern oder ein anderes familiäres Fest der nächsten Jahre.

Dann fuhren wir auch schon in unserem Heimatbahnhof ein.

Bliebe noch zu sagen, dass es unseren Kindern irgendwie gelang, ihre Eltern nach Hause und ins Bett zu bringen, wo sie selig bis zum Neujahrsmorgen schliefen.

Eines allerdings wunderte mich im Nachhinein doch, nämlich, dass wir keinen Cent nachbezahlen mussten. Schließlich waren wir einige Stunden länger Zug gefahren, als auf unseren Fahrscheinen stand.

Die Bahn hat sich eben doch sehr zu ihrem Vorteil verändert.

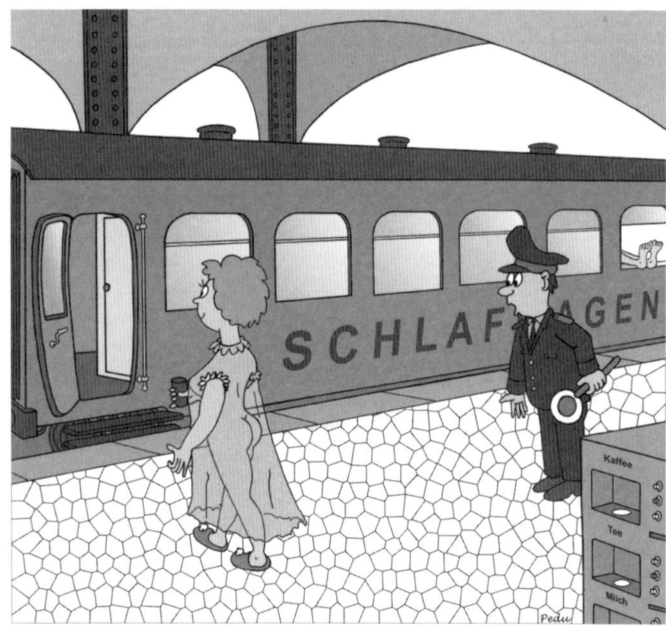

Schlecht geschlafen – Wenn der Doktor müde ist

Es gibt Tage, an denen habe auch ich keine Lust zu arbeiten. Zum Beispiel, wenn ich schlecht geschlafen habe oder weil Bayern München schon wieder Deutscher Meister geworden ist.

An solchen Tagen fehlt mir ein Chef (oder ein Meister), der mit besorgtem Blick vor mir auf und ab geht und sagt: „Vogel, Sie gefallen mir heute gar nicht. Ab zum Arzt! Sie haben wahrscheinlich eine beginnende Grippe."

Oder er sagt: „Herr Kollege, Sie produzieren jetzt seit 1992 immer wieder Überstunden. Die schleppen Sie dieses Jahr nicht noch einmal mit durch. Ab nach Hause! Kommen Sie in zwei Jahren wieder!"

Nun bin ich aber selbst mein Chef und eigentlich auch ständig beim Arzt, nämlich bei mir.

So sitze ich dann also müde und frierend in meiner Sprechstunde und harre der Dinge, die da kommen werden. Und glauben Sie mir, die Dinge, die kommen.

Zum Beispiel in Form jenes Patienten, der mir allen Ernstes folgende Frage stellt: „Herr Doktor, mir tut nachts der rechte Arm weh und tagsüber der linke. Außerdem pinkle ich seit kurzem wieder ein. Ist das normal??"

Was soll man dazu sagen?

Eigentlich müsste ich ihn fragen: „Nun überlegen Sie doch mal selbst, Herr Müller! Sie haben ständig irgendwo Schmerzen, und Sie nässen sich als erwachsener Mann wieder in die Hosen. Ist das normal oder nicht?"

Heute aber bin ich müde. Heute mag ich nicht diskutieren. Deshalb sage ich nur: „Klar doch. Ist völlig normal."

Wenn ich Glück habe, akzeptiert er das und geht wieder nach Hause. Er pinkelt zwar weiter ein, aber der Doktor hat ja gesagt, das sei völlig normal …

Oder ein anderer Patient fragt: „Ham'se nicht ne neue Wirbelsäule für mich?"

Normalerweise müsste ich jetzt schimpfen: „Herr Schulze, ich weiß von Ihrer Frau, dass Sie Tage und Nächte vor dem Fernseher hocken. Tun Sie erst mal was für Ihre alte Wirbelsäule! Gehen Sie walken, schwimmen, tanzen …!"

Heute jedoch sitze ich nur gähnend da und sage mit gebrochener Stimme: „Ja ja, nun bleiben'se mal ganz geschmeidig! Kommen'se gegen dreizehn Uhr wieder! Dann gehen wir mal hinter ins Lager …"

Was soll's? Ich kann heute nicht schimpfen.

Oder es kommen diese pseudolustigen Patienten, die seit Jahrzehnten immer denselben Gag absondern.

Ich sage: „Guten Tag, kommen Sie rein, Frau Meier!"

Was sagt sie zum 250. Male?

„Komm'se rein – könn'se rausgucken, ha, ha!" Dann klopft sie lautstark an die offene Tür des leeren Sprechzimmers, schreitet hinein, pflanzt sich hin und sagt: „Herr Doktor, was haben Sie denn wieder für ein Wetter bestellt?"

Verstehen Sie mich recht! Normalerweise freue ich mich über solche vitalen älteren Damen. Wenn sie ihren Standardwitz reißen, weiß ich: Denen geht es gut. Hast du heute nicht viel Arbeit!

Und wenn ich dann die entsprechende Akte vorn auf der Theke liegen sehe, dann wette ich manchmal sogar heimlich mit mir selbst, dass ich heute den Wortlaut ihres immer gleichen Gags genau treffen würde: „Komm'se rein – könn'se rausgucken, ha, ha!" – Klopf – Klopf an die offene Sprechzimmertür. Reingeh. Hinpflanz. „Herr Doktor, was haben Sie denn wieder für ein Wetter bestellt?"

Heute aber bin ich müde. Und mürrisch. Deshalb brumme ich mit heiserer Stimme: „Wetter gab's bei Otto im Sonderangebot. Hagel war aus …"

Dann wissen die: „Raus hier! Dem geht's heute nicht gut! Mit dem ist heut nicht gut Kirschen essen!“

Zack, Rezept gegrapscht und Abgang.

Dann sitze ich endlich wieder allein in meiner Kemenate und genieße einfach nur die Ruhe.

Ich aktiviere die Schaukel-Funktion an meinem Schreibtischstuhl, wippe so vor mich hin (vor – zurück, vor – zurück, usw., usf.) und denke an was Wunderschönes …

Vielleicht an einen unendlichen weißen Strand, kristallklares Wasser – den Senftenberger See?

Und dann mache ich gähnend den Rest meines Jobs, obwohl ich vielleicht beginnendes Fieber habe. Heute rede ich eben weniger und schreibe mehr. Schreiben kann ein Arzt immer.

Nicht umsonst hat unsereiner ja den Eid des Bürokrates geschworen.

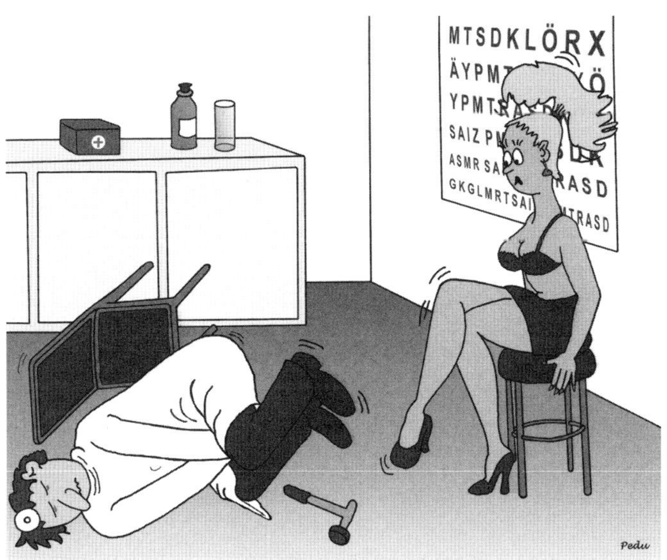

Epilog

So, das war's nun wieder. Na, sind Sie geschmeidig geblieben? Oder geworden?

Wie Sie gesehen haben, bietet das Dasein eines Arztes jede Menge Komik, ob es sein Leben als Hausarzt ist oder als Hausmann. Nur trauen sich einige meiner Kollegen nicht, das auch zuzugeben. Oder sie haben kein Auge mehr dafür.

Klar, man muss seinen Beruf ernst nehmen. Das ist für einen Arzt wohl selbstverständlich. Aber die Bürde des täglichen Stresses und der alltäglichen Bürokratie darf nicht so groß werden, dass man verlernt, das Ulkige zu sehen.

Am besten geht das, wenn man seine Patienten mag (zugegeben, den einen mehr, den anderen weniger), ihnen zuhört und mit ihnen spricht. Auf diese Art trugen wieder viele Menschen, die zu mir kamen, unwissentlich zum Gelingen dieses Buches bei. DANKE!

Ich selbst hatte einen Heidenspaß beim Schreiben. DANKE!

Meine Frau hatte oftmals einen stummen Mann, der nach einem langen Praxistag dann abends auch noch grinsend vor dem PC hockte. T'schuldigung und DANKE!

Und wenn nun meine Tochter nun auch noch und ganz ohne Aufforderung an den Mülleimer denkt, dann bin jetzt auch ich … – na was wohl?

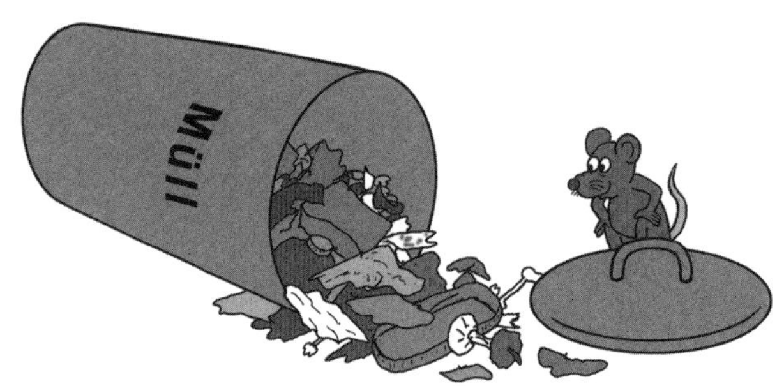

Inhalt

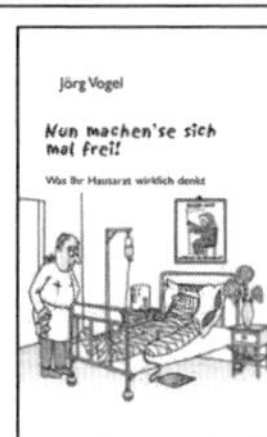

Jörg Vogel – **Nun machen'se sich mal frei!**

Was Ihr Hausarzt wirklich denkt

mit Zeichnungen von Peter Dunsch

ISNB 978-3-938380-99-4, 9,90 Euro

NUN MACHEN'SE SICH MAL FREI! ... dies ist ein gefürchteter Satz bei vielen Menschen, die, aus welchen Gründen auch immer, einen Arzt aufsuchen müssen. Einerseits und vor allem beim weiblichen Geschlecht, denn welche Frau zeigt einem wildfremden Mann schon gern und sofort ihren befreiten Oberkörper. Mag er einen weißen Kittel anhaben oder nicht. Es könnte ja auch ein Maler sein, der da sitzt, und dessen eigentliche Aufgabe es ist, die Praxis zu renovieren.

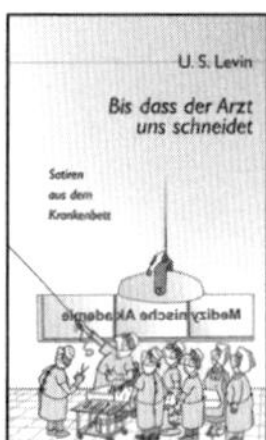

U.S. Levin – **Bis dass der Arzt uns schneidet**

Satiren aus dem Krankenbett

ISBN 978-3-938380-17-8, 9,90 Euro

»Die Entfernung der Gallenblase ist für den geübten Heimwerker keine besondere Herausforderung und mit einem halbwegs intakten Teppichmesser und Großmutters Nähbesteck durchaus selbst zu bewerkstelligen.« Levin weiß, dass uns die Gesundheitsreform in den Fängen hat, und er gibt zahlreiche Tipps, wie man sie als Herausforderung annehmen kann.

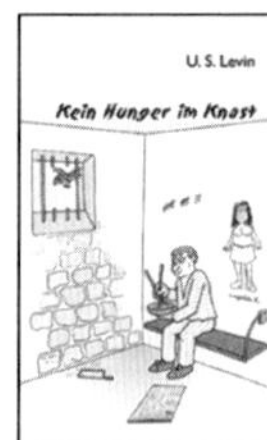

U.S. Levin – **Kein Hunger im Knast**

ISBN 978-3-938380-59-8, 9,90 Euro

U.S. Levin gehört zweifellos zu den begabtesten Alltagssatirikern mit einem »präzisen Blick für komische und aberwitzige Situationen« *Freie Presse Chemnitz*. Hier zeigt er das auch in der kleinen Form: Satirische Gedichte, Aphorismen, Limericks ... Die Karikaturen von Pedu beweisen wieder einmal, wie doppelbödig das Leben ist.

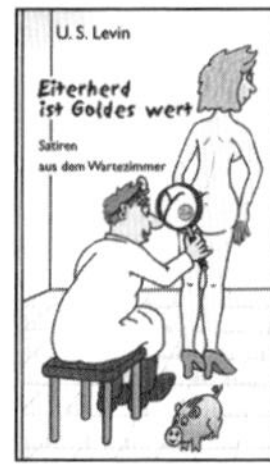

U.S. Levin – **Eiterherd ist Goldes wert.**

Satiren aus dem Wartezimmer

ISBN 978-3-938380-63-5, 9,90 Euro

»Unser Gesundheitswesen ist inzwischen so krank, dass es selbst Entwicklungsländern als Abschreckung dient. Früher war alles besser! Das sagen nicht nur die, die früher alles besser fanden. Hatte der erste Leistungskatalog noch das Gewicht einer Altarbibel, passen die heutigen kassenärztlichen Leistungen bequem auf einen Bierdeckel, neben die Steuererklärung.«

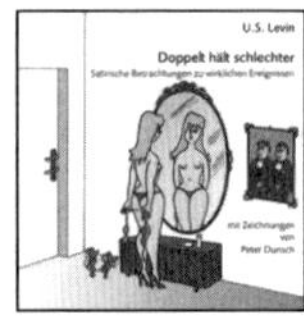

U.S. Levin – **Doppelt hält schlechter**

Satirische Betrachtungen zu wirklichen Ereignissen

ISBN 978-3-932090-51-6, 14,90 Euro

Es sind im wahrsten Sinne Geschichten, die das Leben schrieb: Zeitungsmeldungen über Ereignisse weltweit, die das Interesse U.S. Levins erregten und ihn zu satirischen Betrachtungen bewegten, wie nur er sie anstellen kann: Ein Mann, dem Bier das Leben rettete, unfähige Einbrecher, Betrüger und Polizisten, die Bankenkrise, Wahrsagerinnen, die keinen Blick für ihr eigenes Schicksal haben, ein Prozess um ein ersteigertes Bein, ein Hund als Millionenerbe und ...